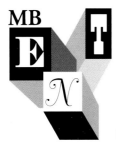

JN095286

編集企画にあたって……

　救急医療の体制は疾患とその重症度によって，一次救急，二次救急，三次救急に分けられる．耳鼻咽喉科救急疾患の多くは一次救急で担当するが，時に入院・手術を要する二次救急での対応が求められる．医療連携の仕組みについては地域によって異なるが，共通点は一次医療機関で診療可能な範囲と二次医療機関での対応を要する疾患や病状を素早く適切に判断することである．

　さて，小児とは何歳までを指し示すのであろうか．昔の教科書では小児とは思春期，15歳ぐらいまでを指しているが，2007年に日本小児科学会は小児科が診療する対象年齢を「中学生まで」から「成人するまで」に引き上げることを提言している．一方，厚生労働省の医療用医薬品の記載要領では①新生児とは，出生後4週未満，②乳児とは，生後4週以上，1歳未満，③幼児とは，1歳以上，7歳未満，④小児とは，7歳以上，15歳未満の児に区分している．小児の年齢を限定することはなかなか難しいため，本書では身体，情緒，知能と言語が発達過程である年齢層を小児として扱うこととした．小児期前半にあたる新生児〜幼児においては，詳細な問診を取ることが困難で保護者からの情報や他覚的所見によって診断・治療を行うことも多い．本企画では小児（特に新生児〜幼児）の救急疾患の対応について，耳，鼻，咽頭および喉頭領域と頸部に分けて執筆していただいた．

　耳科領域では外耳疾患（外耳炎，先天性耳瘻孔など）の投薬および手術，急性中耳炎の病態と治療方針について解説した．さらに頻度は低いものの診断・治療に苦慮する急性難聴，めまいについても記述した．鼻科領域では鼻出血の原因と止血法，鼻・副鼻腔炎に対する保存的治療と手術法，顔面外傷，特に鼻骨骨折と眼窩底骨折に対する手術法について解説した．咽頭領域では頻繁に遭遇する扁桃炎の他，重篤化する危険がある咽頭外傷についても解説した．喉頭疾患では炎症および外傷性疾患に対して気道確保と音声機能の改善を目的とした対応について解説した．頸部腫脹では頸部リンパ節炎と頸部膿瘍の投薬および外科治療について解説した．最後に，耳・鼻・咽・喉頭領域すべての異物疾患についてまとめた．小児の異物は外来対応が難しく全身麻酔下での摘出となることも稀ではないため，耳鼻咽喉科で病診連携が求められる代表疾患といえる．

　本書では耳鼻咽喉科・頭頸部外科領域に限定して小児の一次救急および二次救急の疾患を取り上げた．本書が小児耳鼻咽喉科救急診療の一助となれば幸いである．

2020年1月

鈴木光也

KEY WORDS INDEX

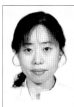

有本 友季子
（ありもと ゆきこ）

1996年	千葉大学卒業 同大学耳鼻咽喉科学教室入局
2002年	同大学大学院修了 同大学医学部附属病院耳鼻咽喉科，助手
2003年	千葉県こども病院耳鼻咽喉科
2017年	同，部長

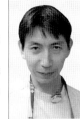

太田 康
（おおた やすし）

1987年	福島県立医科大学卒業 東京大学耳鼻咽喉科入局
1988年	埼玉医科大学埼玉医療センター耳鼻咽喉科
1989年	都立府中病院耳鼻咽喉科
1991年	会津若松竹田綜合病院耳鼻咽喉科
1992年	日立日立病院耳鼻咽喉科
1993年	東京大学耳鼻咽喉科，助手
1995年	東京都職員互助会三楽病院
1999年	自治医科大学耳鼻咽喉科，助手
2000年	同，講師
2002年	同大学大宮医療センター耳鼻咽喉科，講師
2009年	日本赤十字社医療センター耳鼻咽喉科，部長
2012年	東邦大学医療センター佐倉病院耳鼻咽喉科，准教授

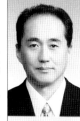

鈴木 光也
（すずき みつや）

1983年	東邦大学医学部卒業 東京大学医学部耳鼻咽喉科，研修医
1987年	文部技官
1991年	公立昭和病院耳鼻咽喉科，医長
1992年	国立東静病院（現，静岡医療センター）耳鼻咽喉科
1998年	東京大学医学部附属病院耳鼻咽喉科，講師
1999年	米国ミシガン大学クレスギ聴覚研究所留学
2000年	東京警察病院耳鼻咽喉科
2007年	東京大学医学部耳鼻咽喉科，准教授
2009年	東邦大学医療センター佐倉病院耳鼻咽喉科難聴・めまい回復センター，教授
2012年	同大学医学部耳鼻咽喉科学講座（佐倉），教授

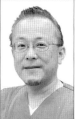

伊藤 真人
（いとう まこと）

1987年	山形大学卒業
1993年	金沢大学大学院医学研究科修了
1993〜95年	カナダ・カールトン大学（心理学部感覚神経研究室聴覚中枢研究）
1996年	金沢大学医学部耳鼻咽喉科，助手
1999年	同，講師
2009年	同大学大学院医薬保健学総合研究科，准教授
2012年	同大学附属病院耳鼻咽喉科・頭頸部外科，臨床教授
2013年	自治医科大学小児耳鼻咽喉科，教授

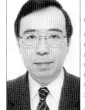

菊地 茂
（きくち しげる）

1984年	東京医科歯科大学卒業 東京大学耳鼻咽喉科入局
1985年	武蔵野赤十字病院耳鼻咽喉科
1987年	竹田綜合病院耳鼻咽喉科
1988年	日立総合病院耳鼻咽喉科
1991年	亀田総合病院耳鼻咽喉科
1993年	東京逓信病院耳鼻咽喉科
1998年	東京大学耳鼻咽喉科，講師
2001年	埼玉医科大学総合医療センター耳鼻咽喉科，教授
2012年	同センター，院長補佐
2018年	同センター，副院長

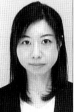

井上 なつき
（いのうえ なつき）

2011年	札幌医科大学卒業 東邦大学医療センター大橋病院初期臨床研修
2013年	同大学医療センター大橋病院耳鼻咽喉科入局
2017年	同，助教

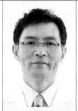

五島 史行
（ごとう ふみゆき）

1994年	慶應義塾大学卒業 同大学耳鼻咽喉科入局
1999年	ドイツ・ミュンヘン大学生理学教室留学
2001年	東京医科大学生理学教室国内留学
2002年	慶應義塾大学大学院修了 同大学医学部，助手
2004年	日本大学板橋病院心療内科，研究員
2007年	慶應義塾大学医学部，客員講師
2008年	日野市立病院耳鼻咽喉科，部長
2014年	独立行政法人国立病院機構東京医療センター聴覚平衡覚障害平衡覚障害室，室長
2018年	東海大学耳鼻咽喉科，准教授

田山 二朗
（たやま にろう）

1983年	浜松医科大学卒業 東京大学附属病院耳鼻咽喉科入局
1984年	竹田綜合病院耳鼻咽喉科
1985年	東京大学医学部附属病院耳鼻咽喉科
1986年	都立府中病院耳鼻咽喉科
1987年	東芝中央病院耳鼻咽喉科
1989年	東京大学医学部附属病院耳鼻咽喉科
1993年	同，医局長
1995年	同，講師
1998年	米国アイオワ大学留学 National Center for Voice and Speech に留学
2000年	東京大学医学部附属病院
2002年	国立国際医療研究センター耳鼻咽喉科・頭頸部外科，科長

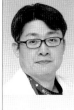

上村 明寛
（うえむら あきひろ）

2007年	旭川医科大学卒業
2009年	同大学耳鼻咽喉科・頭頸部外科入局 旭川医科大学病院・旭川厚生病院・北海道社会保険病院などで勤務
2019年	北斗病院耳鼻咽喉科・頭頸部外科

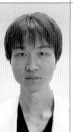

小山 一
（こやま はじめ）

2012年	東京大学卒業
2014年	同大学耳鼻咽喉科入局
2015年	虎の門病院耳鼻咽喉科
2017年	三井記念病院耳鼻咽喉科
2018年	近畿大学耳鼻咽喉科，助教
2019年	東京大学耳鼻咽喉科，特任臨床医

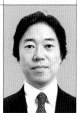

物部 寛子
（ものべ ひろこ）

1996年	東京大学医学部附属病院耳鼻咽喉科入局
1997年	JR東京総合病院耳鼻科研
1998年	武蔵野赤十字病院耳鼻咽喉科
1999年	東京大学医学部附属病院耳鼻咽喉科
2000年	日本赤十字社医療センター耳鼻咽喉科
2001年	東京大学医学部附属病院耳鼻咽喉科，助手
2003年	竹田綜合病院耳鼻科，医長
2006年	日立製作所日立総合病院耳鼻科，主任医長
2010年	NTT東日本関東病院耳鼻科，部長
2012年	日本赤十字社医療センター耳鼻科，部長

和田 弘太
（わだ こうた）

1996年	東京慈恵会医科大学卒業
1998年	同大学耳鼻咽喉科学講座入局
2005年	Mayo Clinic 留学
2007年	国保旭中央病院耳鼻咽喉科，部長
2011年	東京慈恵会医科大学耳鼻咽喉科学講座，講師
2016年	東邦大学医療センター大森病院，教授

CONTENTS

小児のみみ・はな・のど救急対応
—治療と投薬—

編集企画／鈴木光也
東邦大学医療センター
佐倉病院教授

Monthly Book ENTONI　No. 242/2020. 3　目次

編集主幹／市川銀一郎　　小林俊光

【ENTONI®（エントーニ）】
ENTONIとは「ENT」（英語のear, nose and throat：耳鼻咽喉科）にイタリア語の接尾辞 ONE の複数形を表す ONI をつけ，耳鼻咽喉科領域を専門とする人々を示す造語．

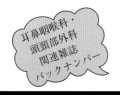
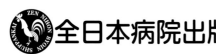

MB ENT, 242：1-5, 2020

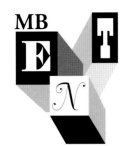

◆特集・小児のみみ・はな・のど救急対応—治療と投薬—

小児の外耳疾患

物部寛子*

Abstract 先天性耳瘻孔は，その発生頻度は日本では1〜10％弱といわれ，感染を起こさないなど本人や家族が気づいていない場合も多い．無症状の耳瘻管は治療の対象にならず，感染を起こす場合は，起因菌として頻度の高い *Staphylococcus* 属に感受性のある抗菌薬を選択する．抗菌薬治療で軽快しない場合は，切開排膿を行うが，処置後に生じる瘢痕を考慮し最小限の切開にとどめる．

外耳炎は毛包，皮脂腺，耳垢腺に細菌感染が生じて起こるもので，軟骨部に生じる．過度に耳垢除去を行うことが原因になりやすく，中耳炎の耳漏の付着，水泳，イヤホンや補聴器挿入も原因となる．局所処置と抗菌薬の点耳やステロイドの点耳薬使用を行う．

外傷性鼓膜穿孔で多いものは耳掃除中の受傷や平手による殴打，ボールの直撃が挙げられる．暴力や事故による受傷もあり，所見とともにもれなくカルテに記載しておく．外傷性鼓膜穿孔は自然閉鎖することが多いが，穿孔が残存した場合は鼓膜形成術が必要になる．

Key words 先天性耳瘻孔(congenital preauricular fistula, preauricular cyst, preauricular sinus)，切開排膿(incision and drainage；I & D)，外耳炎(acute otitis externa)，外傷性鼓膜穿孔(traumatic tympanic membrane perforation)，パッチ(paper-patch)

はじめに

本稿では小児の外耳疾患として先天性耳瘻孔，外耳炎，外傷性鼓膜穿孔について，その成因と治療について，その要点を述べる．これらの疾患は日常臨床でよく目にするものであるが，その多くは救急対応を要するものは少なく，どちらかと言えば難治であった場合に，その対応や治療にいくつかの工夫が必要になる疾患である．

先天性耳瘻孔

1．病因

先天性耳瘻孔は，多くは耳輪前縁型(preauricular cyst)であり[1](図1，2)，ついで耳輪脚型(crural type)が多いとされる[1](図3)．耳輪後部，耳甲介，三角窩，耳介後部，耳垂にも存在する[2]．

耳介はその形成過程において，胎生期に第1鰓弓と第2鰓弓前縁に3つずつ，計6個の耳介結節ができるが，先天性耳瘻孔はこの癒合不全により生じる先天性の瘻孔である[3]．その発生頻度は日本では1〜10％弱といわれ，感染を起こさないなど，本人や家族がその存在に気づいていないケースも多く，感染により腫脹，疼痛を認めて初めて気が付くことも多い[3]．

2．治療

無症状の耳瘻管は治療の対象にならない．感染を起こす場合，起因菌として最も多いのは *Staphylococcus* 属，*S. aureus* および *S. epidermidis* であり，それぞれ30％程度に検出され，感受性のあるペニシリン系，セフェム系あるいはアミノグリコシド系を選択する[4]．抗菌薬治療で軽快しない場合，局所処置として切開排膿を行うが，受診者

---

* Monobe Hiroko，〒150-8935 東京都渋谷区広尾4-1-22 日本赤十字社医療センター耳鼻咽喉科，部長

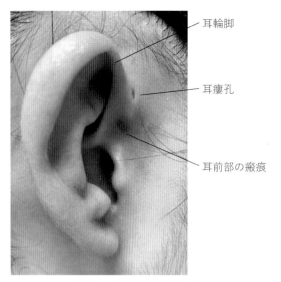

図 1. 耳輪前縁型耳瘻孔
前耳輪部に瘻孔開口部を認め，その足側に感染により生じた膿瘍を切開した瘢痕を伴う

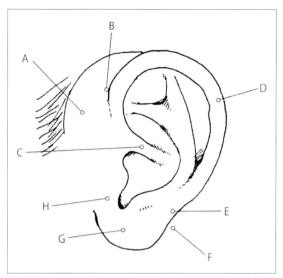

図 2. Skokan による耳瘻孔開口部の位置
A：前耳介型，B：耳輪前縁型，C：耳輪脚型，D：後耳輪型，E：耳輪耳垂型，F：後耳介型，G：耳垂中央型，H：耳珠下方型

（文献1より引用改変）

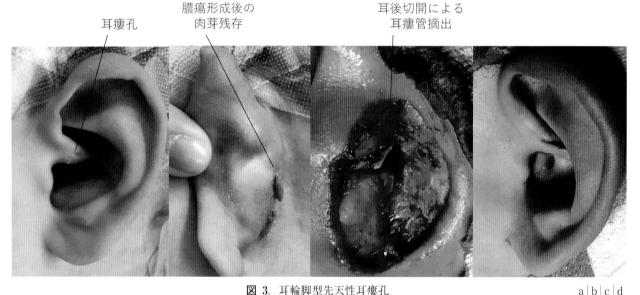

図 3. 耳輪脚型先天性耳瘻孔　　　　　　　　　a｜b｜c｜d
耳輪脚型では耳後部に膿瘍を形成することがあり(b)，耳後切開による耳瘻管摘出(c, d)が必要になる

の2/3は手術対象になったとも報告され[5]，処置後に生じる瘢痕を考慮し，最小限の切開にとどめて処置を行う．

3．手　術

白色悪臭分泌物の停止や膿瘍形成の再発形成防止のためには外科的な完全摘出が必要になる[3)6)]．

通常は手術の時期としては腫脹している時は避け，抗菌薬や切開，排膿により化膿が消退してから行うが，炎症が遷延化した症例では完全に皮膚の発赤が軽快することが望めない場合も多い[4)]．

手術時の工夫としては盲管となった瘻管を完全に摘出するために，涙管ブジーを挿入して局所を探る方法[7)]，ピオクタニン[8)]やメチレンブルー[9)]などの色素を用いて周囲と区別する方法がある[10)]．

表 1. 急性びまん性外耳道炎の症状

> 1. 過去 3 週間以内に急性発症(通常 48 時間以内)する.
> 2. 耳痛(通常強い), かゆみ, 耳閉感を伴う. 顎関節痛*を伴うこともある.
> 3. 耳珠や耳介の圧痛があり, びまん性の外耳道の発赤腫脹を認める. 耳漏, リンパ節腫脹, 鼓膜の発赤, 耳介や周囲皮膚の蜂窩織炎を伴うこともある.

＊耳痛や顎関節痛は下顎の動きで増悪する

（文献 15 より）

一方, 本来の開孔部以外の場所に自壊して二次性の難治性瘻孔を形成する症例や肉芽が残る症例も経験される. このような症例では周囲肉芽や瘢痕組織とともに耳瘻管を摘出する必要がある. 肉芽や瘢痕の合併切除が必要な場合は Z-plasty などでの皮弁形成を行う[11][12]ことにより, 耳介の変形やひきつれなどを防ぐことができる.

外耳炎
―急性限局性, びまん性外耳炎―

1. 病　因

毛包, 皮脂腺, 耳垢腺に細菌感染が生じて起こるもので, 軟骨部に生じる[13]. 耳垢は弱酸性で細菌や真菌の繁殖を抑制しているが, 過度に耳垢除去を行うことが原因になりやすく, 他には中耳炎の耳漏が外耳道に付着するなどして感染契機の増加がみられる場合や, 水泳, イヤホンや補聴器挿入による外耳道皮膚への接触および多湿化が原因となる[14].

急性外耳道炎の特徴は通常 48 時間以内の急性発症であり, 表 1 に示すような症状を持ち, びまん性外耳道炎では耳珠, 耳介全体の強い痛みを伴う[15].

その 98% が細菌感染であり[16], 最も多い起因菌は *P. aeruginosa*(20～60%), *S. aureus*(10～70%)である[15]. 真菌感染が一次的な要因となることは少なく, 慢性外耳炎や急性外耳炎での抗生剤外用後や抗生剤内服後にみられる[17].

2. 治　療

生理的食塩水やオキシフル(生理的食塩水で 2～3 倍に希釈したものを使用)での洗浄を行うなどの局所処置と抗菌薬の点耳やステロイドの点耳薬使用を行う. 炎症が消退するまでの間, イヤホンや補聴器使用は控えてもらっている.

局所治療や点耳薬のみでよいか, 抗菌薬内服が必要か迷う症例もあるが, AAO-HNS からの外耳炎に対する臨床ガイドライン(2014)では, 外耳道を超える炎症がある症例や免疫抑制にある症例を除いては局所治療で十分とされる[15]. しかし, このガイドラインでも指摘されるように 2 歳以下では外耳炎自体が少なく, この年齢層での治療に関するエビデンスは限られている[18]. また, Ramsay-Hunt 症候群による耳介帯状疱疹は小児では 2.7/100,000 と稀である[19].

外傷性鼓膜穿孔

1. 病　因

外傷性鼓膜穿孔は耳鼻咽喉科救急診療ではしばしば経験する疾患である. 受傷機転は大きく直達性と介達性に分かれ, 前者で多いものが耳掃除中の受傷であり, 後者で多いものとして平手による殴打やボールの直撃が挙げられる[20][21]. 暴力や事故により受傷した症例では, 後に賠償や訴訟に関わる可能性があるため, 受傷の状況を聞き取り, 所見とともにもれなくカルテに記載しておく必要がある[20].

2. 治　療

受傷直後は出血や凝血塊により鼓膜穿孔を含めた詳細な所見の確認が困難なことが多い. 外耳道からの出血が止血しにくい場合はメロセル® などで圧迫するが, すでに止血している場合は鼓膜穿孔に対しても自然閉鎖を待つ. 外傷性鼓膜穿孔は自然閉鎖することが多い[22]が, 穿孔が残存し閉鎖術が必要になることがある[21].

鼓膜穿孔をキチン膜などでパッチする処置はしばしば行われるが, その有用性については議論がある[23][24]. 一方, 受傷後初期の症例では抗菌薬内服とパッチをした症例のほうで穿孔閉鎖率が高かったとも報告される[25]. 数ヶ月経過をみた後に鼓膜穿孔が残存する場合は, 鼓膜形成術や鼓室形

成術を考慮する．アテロコラーゲン膜／シリコン膜とbFGF製剤を用いた鼓膜穿孔閉鎖も簡易で有効な方法である[26]．穿孔の位置も重要であり，後上象限の穿孔では，耳小骨離断や，内耳障害に注意が必要である[23]．純音聴力検査にて感音難聴であれば，内耳障害の併発が疑われ，外リンパ瘻の診断・鑑別としてcochlin-tomoprotein（CTP）の提出が有用である．

参考文献

1) Skokan W：Diagnosing and treating congenital fistula of the auricle；report of two cases. Laryngoscope, **67**：858-883, 1957.

2) 和田尚子，樋熊有子，斎藤真喜子ほか：耳輪耳垂型先天性耳瘻孔の1例．形成外科，**57**：435-439, 2014.

3) 古川　俶：耳の前に針穴のような窪みがあるのですが　先天性耳瘻孔．小児外科，**39**：383-384, 2007.
   Summary　統計的には左側に多いが，25〜50％で両側性にみられる．また，本症はTreacher Collins症候群，branchiho-oto-renal（BOR）症候群，片側小顔面症の位置症状としても認められる．手術では盲管となってる瘻管を摘出するために，涙管部ブジーにより局在を探る．色素で染色し，周囲と区別する工夫がなされている．

4) 原田　保：外耳道炎・皮膚感染症．MB ENT, **131**：1-7, 2011.

5) 大橋菜都子，村岡道徳，林　いづみ：先天性耳瘻孔414症例の検討．小児科臨床，**55**：2141-2144, 2003.
   Summary　耳瘻孔は遺伝性があるといわれており，不規則あるいは不完全常染色体優性遺伝といった報告も認められる．耳瘻孔は感染の既往がなければ手術を勧める必要はないが，感染の既往のある患者には手術を勧める．耳輪軟骨に瘻管が癒着する場合は，癒着する軟骨を含めて切除する．瘻管摘出後に死腔を残さないように皮下縫合することが必要である．

6) 松谷幸子：境界領域疾患　感染性耳前瘻孔，先天性耳瘻孔．小児内科，**48**：1101-1104, 2006.

7) Coatesworth AP, Patmore H, Jose J：Management of an infected preauricular sinus, using a lacrimal probe. J Laryngology Otol, **117**：983-

8) 高橋　姿：外来でも出来る手術　先天性耳瘻孔・耳介血腫．日耳鼻会報，**102**：1004-1007, 1999.

9) Martin-Granizo R, Perez-Herrero MC, San-chez-Cuellar A：Methylene blue staining and probing for fistula resection：application in a case of bilateral congenital preauricular fistulas. Int J Oral Maxillofac Surg, **31**：439-441, 2002.

10) Lam HC, Soo G, Wormald PJ, et al：Excision of the preauricular sinus：a comparison of two surgical techniques. Laryngoscope, **111**：317-319, 2001.

11) 鈴鹿有子，川上重彦：先天性耳瘻孔摘出術．耳喉頭頚，**80**：19-25, 2008.

12) 東　尊秀，星野知之：先天性耳瘻孔（管）摘出術．耳喉頭頚，**74**：7-10, 2002.
    Summary　手術は急性期を避け，炎症消退後1〜2ヶ月後に行われるべきである．手術では瘻管上皮を残存させない完全摘出が要求される．切除範囲が広範になった場合，Z字型皮弁などの皮弁形成が必要である．

13) 原　誠：耳垢塞栓，加我君孝ほか（編）：127-132，新耳鼻咽喉科学（2巻）耳．中外医学社，2002.

14) 有本友季子：耳鼻咽喉科疾患に対する薬物療法　外耳道炎．MB ENT, **213**：95-98, 2018.

15) Rosenfeld RM, Schwartz SR, Cannon CR, et al：Clinical practice guideline：acute otitis externa executive summary. Otolaryngol Head Neck Surg, **150**：161-168, 2014.
    Summary　外耳炎の診療にあたり，中耳炎の有無，鼓膜チューブなどがないか，また糖尿病や免疫抑制の状態にないか，過去の放射線治療の有無などの合併症に留意すべきである．また，合併症のない症例では，外耳を超える炎症がない場合，抗菌薬の全身投与は不要である．

16) Roland PS, Stroman DW：Microbiology of acute otitis externa. Laryngoscope, **112**：1166-1177.

17) Shikiar R, Halpern MT, McGann M, et al：The relation of patient satisfaction with treatment of otitis externa to clinical outcomes：development of an instrument. Clin Ther, **21**：1091-1104, 1999.

18) Alter SJ, Vidwan NK, Sobande PO, et al：Common childhood bacterial infections. Curr Probl

Pediatr Adolesc Health Care, **41**：256-283, 2011.

19) Derin S, Derin H, Sahan M, et al：A pediatric case of ramsay hunt syndrome. Case Rep Otolaryngol：469565, 2014.

20) 坂口博史：救急外来・当直での処置と治療　外傷　外傷性鼓膜穿孔／耳小骨連鎖離断. 耳喉頭頸, **91**：116-120, 2019.

21) 仲野敦子：頭頸部　耳鼻咽喉科外傷. 小児科臨床, **29**：557-561, 2017.
Summary　外傷性鼓膜穿孔では，耳閉感のみであれば緊急性はないが，めまいを伴う場合は外リンパ瘻の疑いもあり，早めの対処が必要である.

22) Kristensen S：Spontaneous healing of traumatic tympanic membrane perforations in man：a century of experience. J Laryngol Otol,

106：1037-1050, 1992.

23) 三代康雄：外傷性鼓膜穿孔の治療とインフォームドコンセント. MB ENT, **192**：11-14, 2016.

24) Lindeman P, Edstrom S, Granstrom G, et al：Acute traumatic tympanic membrane perforations. Cover or observe? Arch Otolaryngol Head Neck Surg, **11**：1285-1287, 1987.

25) Hanege FM, Karaca S, Kalcioglu MT, et al：Comparing Spontaneous Closure and Paper Patching in Traumatic Tympanic Membrane Perforations. J Craniofac Surg, **29**：1922-1924, 2018.

26) 中尾芳雄, 室谷健太, 谷川　徹：アテロコラーゲン膜／シリコン膜とbFGF製剤を用いた鼓膜穿孔閉鎖術の検討. 広島医学, **70**：433-437, 2017.

大好評増刊号!!

Monthly Book
ENTONI エントーニ
No. 218

2018年4月増刊号

耳鼻咽喉科における
新生児・乳幼児・
小児への投薬 —update—

■編集企画　守本倫子（国立成育医療センター医長）
198頁，定価（本体価格 5,400 円＋税）

多くの小児患者を診るエキスパートの執筆陣が，実際の臨床で遭遇する小児患者への対応，
小児特有の耳鼻咽喉科疾患に対する薬物治療の最新知識などをわかりやすく解説！！

☆ CONTENTS ☆

ZEN NIHON BYOIN SHUPPANKAI
全日本病院出版会　〒113-0033 東京都文京区本郷 3-16-4　Tel：03-5689-5989
www.zenniti.com　Fax：03-5689-8030

MB ENT, 242：7-13, 2020

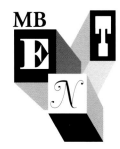

◆特集・小児のみみ・はな・のど救急対応―治療と投薬―

小児の中耳疾患

伊藤真人*

Abstract 小児の中耳疾患のうち，急性炎症症状のために救急対応が求められるのは，主に急性中耳炎と真珠腫性中耳炎の急性増悪期であり，適切な抗菌薬療法と局所の洗浄・排膿処置を行って，重症化や合併症の発症を防ぐことに留意すべきである．これらの疾患はさらに進行すると，急性乳様突起炎や重篤な耳性の頭蓋底・頭蓋内合併症（錐体尖炎，脳静脈洞血栓症，髄膜炎，脳膿瘍など）を引き起こすことがある．耳性の頭蓋底・頭蓋内合併症は，緊急入院加療を要する重症感染症である．また，原因疾患として多い急性乳様突起炎は，頭蓋内合併症のリスクの高い危険な感染症であることから入院加療が望ましい．昨今の急性中耳炎起炎菌の耐性菌の増加を鑑みて，耳性頭蓋底・頭蓋内合併症では適切な抗菌化学療法と，感染源となる側頭骨内感染病変の排膿のための手術加療（主に乳様突起削開術）を行うべきである．

Key words 急性中耳炎（acute otitis media），滲出性中耳炎（otitis media with effusion），急性乳様突起炎（acute mastoiditis），真珠腫性中耳炎（cholesteatoma），耳性頭蓋内合併症（otogenic intracranial complication），手術適応（surgical indication）

はじめに

　小児の中耳炎症性疾患には大きく，急性中耳炎，滲出性中耳炎，慢性中耳炎があり，慢性中耳炎はさらに慢性穿孔性中耳炎，癒着性中耳炎，真珠腫性中耳炎などに分けられる．特に，小児において頻度の高いのが急性中耳炎と滲出性中耳炎であるが，滲出性中耳炎は急性炎症を伴わないことから，救急対応が必要となることは少ない．しかし，小児滲出性中耳炎と急性中耳炎は相互に移行する関係にあり，その境界を厳密に分けることが難しく，鼓膜所見だけでは区別が難しい場合もある．通常，耳痛や発熱などの急性症状出現後48時間以内に受診した場合は急性中耳炎と診断されるが，救急対応においては抗菌薬投与が必要となる症例の見極めが大切である．

　急性症状のために救急対応が求められるのは，主に急性中耳炎と真珠腫性中耳炎の急性増悪期で

ある．これらは進行すると急性乳様突起炎，さらには重篤な耳性の頭蓋底・頭蓋内合併症（錐体尖炎，脳静脈洞血栓症（CVT），髄膜炎，脳膿瘍など）を引き起こすことがあるため，これら重症感染症の鑑別と治療が必要となる．中耳炎症性疾患の急性症状には，耳痛，耳漏，発熱，耳出血，耳閉感，難聴，めまい，嘔気・嘔吐，顔面神経麻痺などがあり，急性乳様突起炎を発症すると，耳介聳立や耳後部腫脹（膿瘍形成）がみられる．さらに，外側頭蓋底や頭蓋内に炎症が波及すると，頭痛や脳神経症状（V，VIなど），意識レベルの低下や傾眠傾向，髄膜刺激症状，痙攣などの中枢神経症状が出現する．

それぞれの中耳炎の定義と病態

　中耳腔は耳管を通じて外界である鼻咽腔と繋がっており，内部は空間であり鼓膜が振動しやすい構造となっている．しかし，この外界との接点

* Ito Makoto，〒 329-0498 栃木県下野市薬師寺 3311-1 自治医科大学とちぎ子ども医療センター小児耳鼻咽喉科，教授

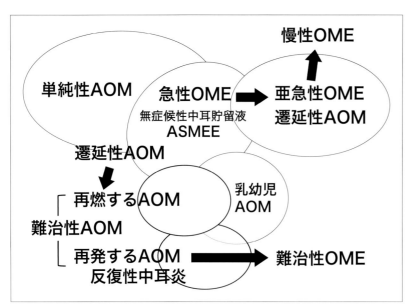

図 1.
急性中耳炎(AOM)と滲出性
中耳炎(OME)の関係を示す
模式図

である耳管を経由して鼻咽腔からウイルスや細菌が中耳腔内に侵入して急性中耳炎を発症する．生後5～6ヶ月ぐらいから2～3歳までは一生のうちで最も急性中耳炎にかかりやすい時期である．小児が成人に比べて急性中耳炎になりやすいのは，① この時期は患児の免疫がまだ発達しておらず，抵抗力が弱いため感染しやすいことと，② 耳管が短く，太く，水平に近い構造で働きも未発達なため，ウイルスや細菌が耳管を通して中耳腔内に侵入しやすいためと考えられている．

急性中耳炎，滲出性中耳炎ともにウイルスや細菌による中耳腔の感染・炎症が契機となっており，急性の炎症があるものが急性中耳炎，急性炎症が消退したあとも液体が残存する状態が滲出性中耳炎である．さらに，これらの中耳炎の後遺症でもある慢性中耳炎へと移行する場合がある．

急性中耳炎とは「急性に発症した中耳の感染症で，耳痛，発熱，耳漏を伴うことがある」と定義され，小学校入学前に75%の乳幼児が1回は罹患すると考えられている．ウイルスや細菌感染により耳管機能が障害されると，鼓室内貯留液の排出が進まず滞留するが，この中にウイルスや細菌が定着すると急性中耳炎を発症しやすくなる．本邦における小児急性中耳炎症例からの検出菌と抗菌活性は欧米とは大きく異なっており，薬剤耐性菌の検出頻度が高いことが報告されている．急性中

耳炎はウイルス性上気道炎を契機に，病原ウイルスが耳管経由で中耳腔に侵入して粘膜障害を引き起こし，耳痛や発熱などの急性症状を伴うウイルス性の急性中耳炎が発症する．その後，自然治癒がみられるが，肺炎球菌やインフルエンザ菌などの中耳炎起因菌が混合感染すると，重症化や難治化がみられる．耳痛や発熱が出現する急性期に救急外来を受診する場合も多いが，この時期には病態は刻々と変化していることから，あくまで診察時の鼓膜所見などをもとに重症度を判定して治療に当たることになる．その後に病態が変化することがあるので，後日診察を受けるように指導する．急性中耳炎は，良好な経過であれば，感染・炎症はしばらくして改善し，3～4週間で完治するが，近年，急性中耳炎起因菌の耐性化の傾向が強まり，抗菌薬などの治療を行ってもなかなか改善しない再燃性急性中耳炎や，いったん治っても頻回に急性感染を繰り返す再発性(反復性)急性中耳炎などの難治例が増加している(図1)．さらに，急性中耳炎の合併症として，急性乳様突起炎や頭蓋底・頭蓋内合併症(錐体尖炎，脳静脈洞血栓症，髄膜炎，脳膿瘍など)があり，不適切な初期治療が原因となることもあるので注意が必要である．

滲出性中耳炎は「鼓膜に穿孔がなく，中耳腔に貯留液をもたらし難聴の原因となるが，急性炎症症状すなわち耳痛や発熱のない中耳炎」と定義さ

れる．しかし，小児ではしばしば，鼓膜所見だけでは急性中耳炎との区別が難しいこともあり，発熱，夜泣き，むずかるなど急性症状の有無が両者の鑑別のポイントとなる．乳児の滲出性中耳炎の約50％は急性中耳炎発症後に継続して生じるか，以前からあったものが発見される．現在では小児滲出性中耳炎の病態は急性中耳炎と同様にウイルスや細菌などの感染であると考えられている．つまり，急性中耳炎の後，遺残した病原微生物の感染によって中耳腔で常に炎症が起こっている状態であるが，急性症状を伴わないことから，救急対応が必要になることは少ない．

慢性中耳炎は「耳漏(耳からの分泌物)を繰り返し，難聴を伴う中耳の粘膜，骨の慢性炎症を生じた状態」と定義される．かつては鼓膜に永久穿孔があることとされ，鼓膜の永久穿孔を伴うものを慢性中耳炎と呼んだが，実際には鼓膜穿孔のない慢性中耳炎もあることから，「8週間以上治癒しない中耳炎」はすべて慢性中耳炎としての取り扱いが必要となる．慢性中耳炎で鼓膜に穿孔がある場合(慢性穿孔性中耳炎)には，外界から細菌が容易に侵入して感染が発症し耳漏，難聴がみられるが，救急対応を要することは少ない．しかし，稀にめまい，感音難聴などの内耳症状や顔面神経麻痺が現れることがあり，救急対応が必要となる場合がある．

慢性中耳炎の中でも真珠腫性中耳炎は，中耳腔に真珠腫が形成され常に細菌が感染しやすい状態であり，周囲の骨を破壊して広がるため，耳痛，耳出血などの急性症状だけではなく，様々な合併症の危険があり救急対応が求められる場合がある．合併症としては，内耳障害，顔面神経麻痺などの側頭骨内のものと，CVT，髄膜炎や脳膿瘍などの重篤な耳性頭蓋内合併症がある．このような合併症がみられる場合には，可能な限り早期に外科手術にて原因となる真珠腫を除去すべきである．また，合併症のない状態であっても，真珠腫性中耳炎では急激に周囲の骨破壊が進み合併症の危険が増すため手術治療が原則であることはいう

までもないが，感染・炎症の強い状態での手術は出血も多く，また中耳粘膜の腫脹も強いことから手術の難易度が高まり手術合併症の危険が増すばかりではなく，炎症肉芽に隠れた真珠腫母膜の取り残しなどによる再発のリスクも増加する．したがって，可能な限り術前の保存的加療で感染・炎症を抑えることが望まれる．慢性中耳炎における抗菌薬を含む保存的加療の意義は「手術を前提とした術前・術後の管理」である．真珠腫性中耳炎の治療の原則は手術加療であるし，慢性化膿性中耳炎でも可能な限り手術治療が望ましいが，術前・術後の保存的加療の意義は大きく，如何に感染を制御して最適な状態で手術に繋げるかが重要である．保存的治療は手術成績を高めるうえでも重要である．

急性乳様突起炎の病態

乳様突起炎は強い急性炎症症状を示す急性乳様突起炎(acute mastoiditis)と，急性炎症症状や所見に乏しいまま遷延する隠蔽性(亜急性)乳様突起炎(masked or latent mastoiditis)，慢性乳様突起炎(chronic mastoiditis)に分類される．このうち，急性乳様突起炎の頻度は肺炎球菌ワクチンの普及に伴って，他の侵襲性肺炎球菌感染症と同様に減少しているとの報告[1]，いったん減少したあとに増加に転じたとの報告[2]，頻度は変わらないかむしろ増加傾向であるという報告[3]があり一定の見解は得られていない．しかしながら，急性乳様突起炎患者における重篤な合併症の発生率は昨今，むしろ増加しているとの指摘もある[4]．急性乳様突起炎は，画像検査なども参考にして3段階の重症度に分類される[5]．Stage 1は骨炎・骨膜炎を伴わないものであり，通常の急性中耳炎でもみられる乳突蜂巣内の炎症はこれに一致するため臨床的には急性乳様突起炎とは異なる状態である．Stage 2は骨膜炎を伴う急性乳様突起炎であり，蜂巣骨内の膿の貯留・流出がみられる状態である．Stage 3は骨炎を伴う急性乳様突起炎であり，蜂巣骨の破壊が起きて膿瘍形成がみられ，炎症が

表 1. 急性乳様突起炎の CT 画像によるステージ分類

> Stage 1：骨炎・骨膜炎を伴わない急性乳様突起炎
> Stage 2：骨膜炎を伴う急性乳様突起炎
> 　　　　　（＝蜂巣骨内の膿の貯留・流出）
> Stage 3：骨炎を伴う急性乳様突起炎
> 　　　　　（＝蜂巣骨の破壊が起きて膿瘍形成がみられ，炎症は周辺臓器に波及する）

Stage 1, 2＝初期急性乳様突起炎
Stage 3＝集簇性乳様突起炎（acute surgical mastoiditis；ASM）

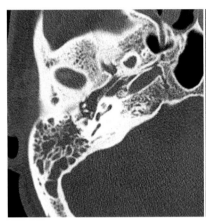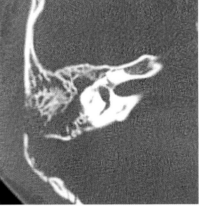

a｜b

図 2.
乳様突起炎の CT 画像
　　a：Stage 1, 2＝初期急性乳
　　　様突起炎. 乳突蜂巣内軟部
　　　組織陰影を認めるが，骨破
　　　壊はない
　　b：Stage 3＝集簇性乳突突
　　　起炎（ASM）. 乳突蜂巣の
　　　骨破壊を認める

周辺臓器に波及する状態である．このうち Stage 3 は，集簇性乳様突起炎もしくは acute surgical mastoiditis（ASM）ともいわれ，排膿ドレナージ手術の適応となる状態である（表1，図2）.

耳性頭蓋内合併症の病態

　耳性頭蓋内合併症には，髄膜炎，CVT，頭蓋内膿瘍などがあるが，小児では CVT が多いとされている．成人例では脳梗塞様の意識レベルの低下や神経脱落症状が前面に出る場合が多いのに対して，小児例では髄膜炎でみられるような頭痛，嘔気，嘔吐，発熱などの全身症状が主体である．救急外来において頭蓋内病変の診断がついていない場合もあることから，中耳・内耳疾患では常に髄膜炎や脳梗塞様の頭蓋内病変を示唆する所見を見落とさない注意が必要である.

　耳性頭蓋内合併症の原因となる耳疾患は，真珠腫などの慢性中耳炎よりも急性中耳炎が多く，特に小児においては加療中の急性中耳炎が大多数を占める．小児では，急性中耳炎から発症した急性乳様突起炎の感染・炎症が，骨の破壊を伴って頭蓋内に波及することが多いが，さらに先天性の内耳形成異常による脳脊髄液腔と中耳との交通が原因となる場合もある．成人では20%程度が真珠腫を基礎疾患とした慢性乳様突起炎が原因であるとの報告もみられる[6].

　このように，多くの耳性頭蓋内合併症は乳様突起炎から波及することから，感染源となる乳様突起炎に対する根治的治療（外科的治療）が必要である.

　横静脈洞血栓症（S状静脈洞血栓症は，横静脈洞血栓症の一部）は，右側に多く（61%），また男性が73%を占めており，平均年齢は7.7歳と幼少児期に多い疾患である[7].　CVT 全体では感染性が8%程度で，非感染性が多いが，幼少児では中耳・側頭骨の感染症が CVT の原因であることが多く，新生児を除く小児 CVT 症例の24〜62%は中耳炎や乳様突起炎などの中耳感染が原因と考えられている[8].

　耳性頭蓋内合併症を疑う画像所見とは，乳様突起炎や真珠腫による骨破壊像，耳後部膿瘍形成，高度な内耳形成異常や耳性髄液漏を疑う中耳貯留液の存在などである．小児においては，急性中耳炎と引き続く急性乳様突起炎の関与が大きいことから，先行する耳痛・耳漏などの中耳炎症状の有無を確認するとともに，急性乳様突起炎の所見で

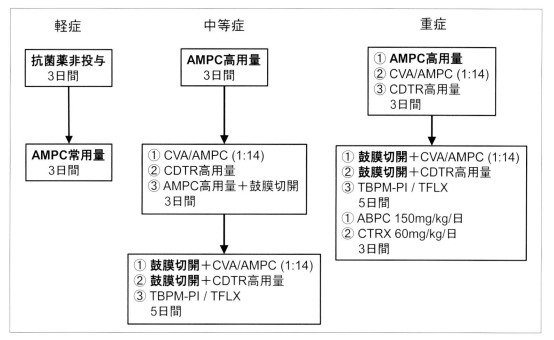

図 3. 小児急性中耳炎治療アルゴリズム

ある耳介聳立を確認する．さらに，急性中耳炎の
症状・所見が消退後も数週間も発熱が持続する場
合や，全身状態の悪化に伴う意識レベルの低下や
傾眠傾向をきたす場合，耳性水頭症状を呈する
場合，さらに脳神経症状や髄膜刺激症状を呈する
場合には，耳性頭蓋内合併症の鑑別が必要である．
　内耳形成異常に伴う髄膜炎では，急性中耳炎の
発症後すぐに頭蓋内病変の急激な進行がみられる
こともあり早急な救急対応を要する．先天性難聴
の有無と過去に内耳形成異常の診断を受けていな
いかを確認する．特に，耳性髄液漏をきたしやす
い高度の内耳形成異常は髄膜炎のハイリスク群で
ある．一般に使用されているセナログルの内耳先
天異常の分類[9]では，Michel type, Cochlear apla-
sia, Common cavity deformity, Cochlear hypo-
plasia, Incomplete partition type 1(IP-1)など
の，先天異常の程度が強い症例において耳性髄液
漏が起きやすい．一方，IP-2では蝸牛軸での内耳
道底と蝸牛内腔を隔てる部位の脆弱性はみられな
いため，耳性髄液漏は起き難いと考えられてい
る[9]．以前はMondini型内耳先天異常で髄膜炎を
繰り返す症例の報告が散見されたが，セナログル
の分類ではMondini型は厳密にはIP-2であるの
で，髄膜炎の危険性は低い．

救急対応時の治療指針

1．急性中耳炎の治療（図3）

　急性中耳炎の治療のポイントは，① 抗菌薬の適
正使用と，② 合併症を起こさず，③ 難治化させな
いようにすることであり，これは救急対応におい
ても同様である．次の点に留意する．

・急性中耳炎の治療は，軽症例では3日間は抗菌
薬の投与を行わず，自然経過を観察する．

・3日後にも改善がみられない場合や，中等症や
重症例では最初からAMPCの投与を行う．

・高度の鼓膜膨隆などの所見がある場合は，鼓膜
切開を併用し細菌検査を行う．

・2歳未満では重症例や難治例が多いことから，
重症度スコアに3点の加点を行う．その結果，
2歳未満の症例ではその多くが中等症以上の判
定となり，抗菌薬処方が推奨される．

　初期治療において第一選択となる抗菌薬は
AMPCであり，軽症例で3日間の経過観察で改善
の得られなかった症例では，常用量AMPCが勧
められるが，中等症以上では高用量AMPC，
CAV/AMPCが推奨される．

　難治例のうち抗菌薬治療の限界と言えるのは反
復性中耳炎である．起炎菌の耐性化を考慮して，

十分に効力のある抗菌薬を高用量・短期間で投与すると同時に，免疫グロブリン製剤や漢方補剤の併用[10]や，鼓膜切開・鼓膜チューブ留置術などの外科治療も検討する．

2．慢性中耳炎（特に真珠腫性中耳炎）の治療

慢性の鼓膜穿孔を認め，持続性もしくは反復性に耳漏が継続する症例（慢性化膿性中耳炎）では，耳漏が出ている急性増悪期には，抗菌薬を主体とした保存的加療の適応となる．しかしながら，慢性中耳炎の多くの症例では，手術的加療によって耳漏の停止と聴力などの機能改善が望めることから，いたずらに保存的加療で時間を浪費し，病態を長引かせ，さらに悪化させるようなことのないように，適切なタイミングを見計らって手術に踏み切るべきである．特に，真珠腫性中耳炎や進行性の癒着性中耳炎では周囲の骨の破壊が進むばかりではなく，回復不能の感音難聴などの内耳障害，顔面神経麻痺などの合併症，進行すると頭蓋内合併症が引き起こされる危険がある．慢性中耳炎に対する保存的加療の原則は，あくまで手術を前提とした消炎治療であり，いったん炎症が治まり中耳，鼓膜の乾燥化が得られれば，速やかに手術治療にて根治を目指すべきである．保存的治療では，細菌感受性を確認したうえで適切な抗菌薬を投与するが，積極的な局所処置・洗浄をすべきである．

小児の真珠腫性中耳炎は術後の再発率が高く，手術には高度な専門性が要求される．初回の手術で真珠腫を完全に摘出できないと，その後に再発を繰り返す恐れがある．したがって，手術は熟練した術者が，良好な視野と術野を確保できるより安全で確実な術式を用いて行うべきである．

3．合併症例の治療

急性中耳炎から乳様突起炎を発症した場合には，乳突蜂巣の骨破壊を伴う膿瘍形成（coalescent mastoiditis もしくは surgical mastoiditis）や，側頭骨内・頭蓋内の重篤な合併症をきたした場合は，迷わず感染源の排膿ドレナージのため，乳様突起削開術を行うべきである．

耳性頭蓋内合併症の救急対応としての治療方針は，入院のうえ抗菌薬治療をはじめとしたそれぞれの疾病に応じた保存的治療を開始することである．48時間の保存的治療で改善傾向がみられない時や，画像検査で乳様突起炎による骨欠損・側頭骨内膿瘍形成を認める場合には，感染源となっている側頭骨内感染病変の排膿のための乳様突起削開術を検討する．また，米国の脳静脈血栓症診療ガイドライン「Diagnosis and management of cerebral venous thrombosis（CVT）」[11]では，急性期の管理と治療として「細菌感染が疑われる CVT 患者には適切な抗菌薬を投与し，CVT と関連する感染源の外科的排膿ドレナージをすべきである．（クラスⅠ，エビデンスレベル C）」と急性期治療の中で最も強い推奨がなされている．

耳性頭蓋内合併症は，緊急入院加療を要する重症感染症である．さらに原因疾患として多い急性乳様突起炎も，頭蓋内合併症のリスクの高い危険な感染症であることから入院加療が望ましい．耳性頭蓋内合併症では，適切な抗菌化学療法と，感染源となっている側頭骨内感染病変の排膿のための手術加療（主に乳様突起削開術）を行うべきである．

1）急性乳様突起炎の保存的治療

（1）海外では，セフトリアキソン（ロセフィン，50～75 mg/kg）＋バンコマイシン（塩酸バンコマイシン，40 mg/kg）の点滴静注を2週間以上継続するのが一般的とされている．

（2）しかし，本邦では中耳炎起炎菌の耐性化が進んでいることから，これらの耐性菌に感受性の高い ABPC（150 mg/kg）を用い，効果がない場合にはパニペネム・ベタミプロン（カルベニン，70 mg/kg），メロペネム（メロペン，30～60 mg/kg）も選択肢となる．

（3）その後の抗菌薬の選択は，培養と感受性試験の結果に基づいて行う．

2）急性乳様突起炎の外科的治療

骨膜下膿瘍形成例では，膿瘍切開排膿を行うが，治療効果が不良な場合や，CT で乳突蜂巣内

に膿瘍形成を認める集簇性乳様突起炎では，乳様
突起削開術による排膿ドレナージが必要である．
前述したように急性乳様突起炎の重症度は3段階
に分類され[5]，Stage 1, 2の骨破壊を伴わない乳
突蜂巣内の炎症は，抗菌薬加療のみで治癒する場
合も多い（表1, 図2）．しかし，乳突蜂巣の集簇性
骨破壊を伴う Stage 3の急性乳様突起炎では，重
篤な側頭骨内合併症や頭蓋内合併症へと進展する
危険を伴う acute surgical mastoiditis（ASM）とし
て，乳様突起削開術による排膿などの外科治療を
検討すべきである．

参考文献

1）Kaplan SL, Barson WJ, Lin PL, et al：Early
trends for invasive pneumococcal infections in
children after the introduction of the 13-
valent pneumococcal conjugate vaccine. Pedi-
atr Infect Dis J, **32**：203-207, 2013.

2）Whitney RH, Kenny HC, Mark JA, et al：Inci-
dence of acute mastoiditis in Colorado children
in the peumococcal conjugate vaccine era.
Pediatr Infect Dis J, **32**：453-457, 2014.

3）Tamir SO, Roth Y, Dalal I, et al：Acute mas-
toiditis in the peumococcal vaccine erra. Clin
Vaccine Immunol, **21**：1189-1191, 2014.

4）Jorge S, Helena S, Isabel A：Acute mastoiditis
in children：review of the current status. Int J
Pediatr Otorhinolaryngol, **56**：33-40, 2000.

5）Bluestone CD：Acute and chronic mastoiditis
and chronic suppurative otitis media. Semin
Pediatr Infect Dis, **9**：12-26, 1998.

Summary 急性乳様突起炎は，画像検査など
も参考に3段階の重症度に分類され，Stage 3が
合併症の危険の高い集簇性乳様突起炎である．

6）Van der Poel NA, van Spronsen E, Dietz de
Loos DA, et al：Early sighs and symptoms of
intracranial complications of otitis media in
pediatric and adult patients：A different pre-
sentation? Int J Pediatr Otorh, **102**：56-60,
2017.

7）Bousser MG：Cerebral venous thrombosis.
Stroke, **30**：481-483, 1999.

8）deVeber G, Andrew M, Adams C, et al：Cana-
dian Pediatric Ischemic Stroke Study Group：
Cerebral sinovenous thrombosis in children. N
Engl J Med, **345**：417-423, 2001.

9）Levent S, Isil S：A new classification for
cochleovestibular malformations. Laryngo-
scope, **112**：2230-2241, 2002.

Summary 内耳先天異常の分類．Incomplete
partition type 1 などの，異常の程度が強い症例
では耳性髄液漏が起こりやすい．

10）Ito M, Maruyama Y, Kitamura K, et al：Ran-
domized controlled trial of juzen-taiho-to in
children with recurrent acute otitis media.
Auris Nasus Larynx, **44**：390-397, 2017.

11）Saposnik G, Barinagarrementeria F, Brown RD
Jr, et al：Diagnosis and management of cere-
bral venous thrombosis：a statement for
healthcare professionals from the American
Heart Associatio/American Stroke Associa-
tion. Stroke, **42**：1158-1192, 2011.

Summary 米国の脳静脈血栓症診療ガイドラ
イン．「細菌感染が疑われる場合は抗菌薬投与
と感染源の外科的ドレナージ」を推奨している．

一般社団法人日本頭頸部癌学会主催　第11回教育セミナーのご案内

一般社団法人　日本頭頸部癌学会

教育委員会委員長　　白倉　　聡

　一般社団法人日本頭頸部癌学会主催第11回教育セミナーを下記の要領で開催いたしますのでご案内申し上げます．会場は「大阪国際会議場」です．第44回日本頭頸部癌学会会場と同じ会場となります．

　第11回教育セミナーの内容は1)総論，2)大唾液腺がん，3)喉頭がんといたしました．本セミナー受講者には日本がん治療認定医機構の学術単位(3単位)，日本口腔外科学会専門医制度の資格更新のための研修単位(5単位)，日本耳鼻咽喉科学会専門医資格更新の学術業績・診療以外の活動実績(0.5単位)が与えられます．また，日本頭頸部外科学会主催頭頸部がん専門医申請資格の学術活動として認められますので，多数のご参加をお待ちしております．なお，日本耳鼻咽喉科学会専門医の方は必ずICカードをお持ちください．専門医ICカードのみでの受付となります．

　セミナー当日には翌5日からの第44回日本頭頸部癌学会の受付等は行っておりません．

記

1．**日　時**：2020年6月4日(木)　12：30～17：30(予定)

2．**会　場**：大阪国際会議場　10階　会議室1003・会議室1001＋1102(予定)

　　　　　　〒530-0005　大阪府大阪市北区中之島5丁目3-51

　　　　　　TEL：06-4803-5555(代)　URL：https://www.gco.co.jp/

3．**内　容**：テーマ1．総論　　テーマ2．大唾液腺がん　　テーマ3．喉頭がん

4．**受講料**：5,000円「第11回教育セミナー」と明記の上，下記口座にお振り込みください．

　　　　　　郵便振替口座：(当座) 00190-2-420734

　　　　　　加入者名：一般社団法人　日本頭頸部癌学会

5．**定　員**：400名

6．**応募方法**：当学会HPに掲載の受講申込用紙に必要事項をご記入の上，日本頭頸部癌学会セミナー担当宛(jshnc-service@onebridge.co.jp)にメールにてお送りください．受講料の振り込みが確認され次第，参加受付証を郵送いたします．申込締切は2020年5月22日(金)(必着)です．先着順に受付いたします．

7．**参加資格**：特に規定はありません(ただし，一般の方は対象としておりません)．医師以外のメディカルスタッフの方も歓迎いたします．なお，医学生，初期研修医，医師以外のメディカルスタッフの方は受講料が不要ですが，指導教授(医)または所属部署の責任医師の証明が必要です．頭頸部癌学会HP内の案内に書式を掲載しますので，受講申込用紙と併せてご提出ください．

8．**注意事項**：原則当日受付は行いません．席に余裕がある場合には受講のみは可能としますが，いかなる理由であっても当日受付での受講修了証の発行はいたしませんのでご注意ください．また，第44回日本頭頸部癌学会の日程が6月5日(金)～6日(土)となる関係上，今回の教育セミナーは木曜日の開催です．例年とは曜日が異なるのでご注意ください．

以上

MB ENT, 242 : 15-22, 2020

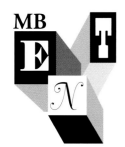

◆特集・小児のみみ・はな・のど救急対応─治療と投薬─

小児の急性感音難聴

小山　一*1　　樫尾明憲*2

Abstract　小児で急性感音難聴を呈する疾患には心因性難聴や前庭水管拡大症，ムンプス難聴や突発性難聴がある.

　心因性難聴は器質的原因のない障害だが，小児は成人と異なり，意識的ではないことが多い．純音聴力検査と他覚的聴力検査との乖離を認める．投薬は不要だが，患児背景に留意が必要である．

　前庭水管拡大症は最も頻度の高い内耳奇形である．変動する難聴が特徴的で，頭部外傷で悪化することがあるが，運動制限の統一した見解はない．

　ムンプス難聴は不顕性感染もあり，突発性難聴との鑑別を要する．有効な治療は乏しいが，ワクチンで予防可能である．

　突発性難聴は成人より頻度は低い．前庭水管拡大症も突発性難聴も急性期はステロイド加療を行うが，明確なエビデンスはない．

　実際の臨床現場では純音聴力検査以外に他覚的聴力検査も行い，心因性難聴の除外を行うことが重要である．その後，ステロイドを投与しつつ採血や画像検査などで原因検索を行っていく.

Key words　心因性難聴(psychogenic hearing loss)，耳音響放射検査(otoacoustic emission)，聴性脳幹反応検査(auditory brainstem response)，前庭水管拡大症(enlarged vestibular aqueduct)，頭部外傷(head trauma)，ムンプス難聴(mumps-associated hearing loss)，突発性難聴(sudden sensorineural hearing loss)

はじめに

　「子どもは小さな大人ではない」という言葉は，どの教科書にも書かれており，やや使い古された感はあるが，急性感音難聴においては非常によく当てはまる．小児の場合，心因性難聴の可能性も踏まえつつ難聴の評価を慎重に行う必要があるうえ，前庭水管拡大症など特徴的な疾患も存在する．診断および治療において成人とは異なる特別な留意が必要である．本稿では小児の急性感音難聴を呈する代表的な疾患を紹介し，その特徴と診療でのポイントを中心に述べる．

心因性難聴

1. 定　義

　心因性難聴とは，日本聴覚医学会により「きこえの障害の中で，器質性のみの障害と考えにくい場合のうち精神的な原因によって起こるきこえの障害」と定義されており，意識的に詐っていないという点で詐聴とは区別される．非器質性難聴や機能性難聴などともほぼ同義で用いられることが多い[1]が，心因性難聴という言葉には，小児では聴力障害を詐ることは少なく精神的な原因が隠れている可能性がある，という考え方が反映されている[2].

*1　Koyama Hajime，〒113-8655 東京都文京区本郷 7-3-1　東京大学医学部耳鼻咽喉科・頭頸部外科学
*2　Kashio Akinori，同，講師

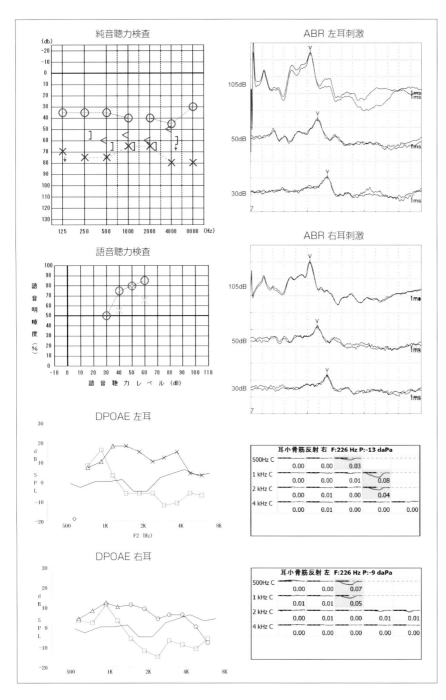

図 1.

9 歳，男児

純音聴力検査と語音聴力検査とで乖離を認め，DPOAE でも反応を認める．アブミ骨筋反射でも反応を認め，ABR では 30 dB で V 波を認め，心因性難聴と診断した．患児は習い事での友人関係および父親の単身赴任による不在のため，ストレスを抱えていた．経過中に友人関係のトラブルは解決したこと，および父親の単身赴任終了が決まったことでストレスが解消した結果，特に投薬なく聴力は改善した

2．疫　学

小児で急性感音難聴を呈する疾患として，最も頻度が高いと報告されており[3]，男児に比べ女児が多く，10 歳前後に最も多いとされている．

3．検査所見

遅延側音検査，ロンバールテスト，ステンゲルテストが知られており，身体障害者認定基準の取扱いでも他覚的聴力検査に相当する検査として挙げられているが，現在ではアブミ骨筋反射や耳音響放射検査(OAE)，聴性脳幹反応検査(ABR)を用いて診断することが多い(図1)．

アブミ骨筋反射は簡便ではあるものの，反射閾値が 55 dB 前後までは正常範囲に存在するため，中等度難聴を呈する病態においては鑑別に有用ではない．高度～重度難聴を呈している時に診断価値が高い．

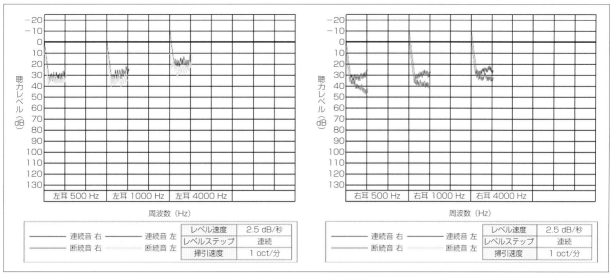

図 2. 12 歳，女児の自記オージオ検査結果
断続音での閾値が連続音より上昇しており，Jerger V 型の所見である

OAE も簡便に行え，かつ反応を認めた場合は少なくとも 30 dB 程度の聴力閾値の存在を示すことができるため，非常に有用である．特に歪成分耳音響放射検査(DPOAE)は周波数ごとの反応を調べることができ，心因性難聴の鑑別において価値は高い．ただし，滲出性中耳炎などの病変があり，正常鼓膜でない場合は，正常な反応が得られないことに留意が必要である．また，OAE 検査はあくまで蝸牛の外有毛細胞の機能の検査であり，聴覚伝導路を通って音刺激が中枢に伝わっていることを保証するものではないことにも注意が必要である．

ABR 検査は客観性に優れた他覚的聴力検査であるが，2000〜4000 Hz といった比較的高音部の聴力閾値とよく相関するため，低音部の評価としては限界がある．そのため，低音障害型難聴を呈した患児の鑑別には用いにくい．また，特に幼児では鎮静が必要な場合もあり，簡便には行いにくい点もデメリットとして挙げられる．

なお，自記オージオメトリでは Jerger V 型という特徴的な所見を表し，診断に非常に有用であるが，専門の検査機器が必要であり，かつ検査に時間がかかることから，現在は一部の専門施設での施行にとどまっている(図 2)．

4．予後，治療

比較的良好な聴力予後が報告されており，50%

以上が 2 週間以内に改善し，8 週間以内に 95% が改善したとの報告もある[4]．ただし，心因性難聴の患児は学校もしくは家庭での精神的ストレスを抱えていることが多いため，単に聴力変化を確認するだけでなく，適切な専門家へのコンサルテーションが重要である．なお，心因性難聴の予後は学校や家庭でのストレスを抱えている患児のほうが良好という報告もある[5]．また，学習障害などの合併が多いことも報告されており[5]，こちらの評価についても，専門家と協力して行う必要がある．

前庭水管拡大症

1．疾患概念と定義

1791 年の Mondini が側頭骨病理を用いて初めて報告し，難聴との関連性は 1978 年になって Valvassori と Clemis が初めて報告した[6]．大きさについては議論があるが，一般的には中間部で 1.5 mm 以上，開口部で 2.0 mm 以上を前庭水管拡大症と定義することが多い．

2．疫　学

最も頻度の高い内耳奇形である．前庭水管拡大症自体は先天性の奇形であるが，聴力障害は常に生下時あらわれないこともあり，症状が出る時期は個人差が大きく，好発年齢はわかっていない．

孤発例も多く存在するが，CHARGE 症候群，

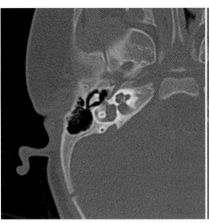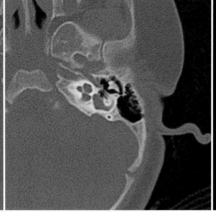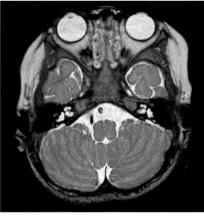

図 3. 前庭水管拡大症の患者の CT および MRI
CT で拡大を認め，MRI では同部位に T2 強調で高信号域を認める

Alagille 症候群，Pendred 症候群，Branchio-oto-renal 症候群などに合併することが知られている[7]．特に近年は Pendred 症候群およびその原因遺伝子である SLC26A4 との関連が注目されており，SLC26A4 遺伝子変異があるほうがより早期に聴力障害をきたし，かつ障害の程度が重いという報告もある[8]．

3．検査所見

聴力像としては変動する感音難聴を呈することが多いが，いわゆる third window の影響により，気骨導差を伴うこともある．

CT で拡大した前庭水管を認め，MRI の T2 強調画像でも拡大した前庭水管を確認できる（図3）．拡大の大きさと聴力障害の程度については様々な報告があり，関連がないとする報告[9]の他に中間部の径は聴力障害の程度と相関があるとの報告もあり[10]，結論は出ていない．

4．治療と指導

一般的にステロイドが使用されるが，その効果について明確なエビデンスがあるわけではない．また，頭部への衝撃や圧外傷が誘因となると言われているものの，誘因なく聴力障害をきたす症例もあり，統計的な有意差が出ていない[11]．頭部への衝撃やバルサルバ手技などの圧負荷が聴力悪化のリスクとなる可能性について，保護者および患児に情報提供を行うことは重要であるが，小児の部活動も含めた運動制限についてのコンセンサスは得られていない．

ムンプス難聴

1．概　念

ムンプスウイルス症の症状は発熱および両側の疼痛を伴う耳下腺腫脹が典型的であるが，約30%の症例で耳下腺腫脹を伴わない不顕性感染が存在する．このため，ムンプスウイルス感染症の合併症であるムンプス難聴は，血清学的検査も合わせた診断基準となっている（表1）．

2．疫　学

ムンプス感染のうちムンプス難聴の割合についての報告は200人に1～20,000人に1人と幅広い．ただし，上述のように不顕性感染が存在することから，これまで考えられていたより頻度が高いと考えられている．

罹患のピークは5～9歳と報告されており[12]，明らかな男女差は報告されていない．

3．症　状

急性発症の難聴が典型的である．一側性であることがほとんどであり，90%以上を占めるが，両側性の症例も存在する．また，多くの症例で90 dB 以上の高度難聴となり，90%以上という報告もある[13]．

耳下腺腫脹を伴う場合，診断は容易であるが，不顕性感染の場合は診断が難しく，疑って抗体測定を行うことが必要である．

4．治　療

急性難聴に準じてステロイドを使用することが

表 1. ムンプス難聴の診断基準(1987 年改訂)

1．確実例

　1）耳下腺・顎下腺腫脹など臨床的に明らかなムンプス症例で，腫脹出現 4 日前より
　　腫脹出現後 18 日以内に発症した急性高度感音難聴の症例(この場合，必ずしも血
　　清学的検査は必要ではない)

　2）臨床的にはムンプスが明らかではない症例で，急性高度難聴発症直後から2～3週
　　間後にかけて血清ムンプス抗体価が有意に上昇を示した症例

　注 1：1)においてははじめの腫脹側からの日をいう

　注 2：2)において有意とは，同時に，同一キットを用いて測定して 4 倍以上になった
　　ものをいう

　注 3：難聴の程度は必ずしも高度でない症例もいる

2．準確実例

　急性高度感音難聴発症後 3 ヶ月以内にムンプス IgM 抗体が検出された症例

3．参考例

　臨床的にムンプスによる難聴と考えられる症例

　注 1：家族・友人にムンプスの罹患があった症例など

　注 2：確実例 1)における日数との差があった症例

表 2. 突発性難聴診断基準(2015 年改訂)

主症状

　1．突然発症

　2．高度感音難聴

　3．原因不明

参考事項

　1．難聴(純音聴力検査での隣り合う 3 周波数で各 30 dB 以上の難聴が 72 時間以内に
　　生じた)

　　(1) 急性低音障害型感音難聴と診断される例を除外する

　　(2) 他覚的聴力検査またはそれに相当する検査で機能性難聴を除外する

　　(3) 文字どおり即時的な難聴，または朝，目が覚めて気づくような難聴が多いが，
　　　数日をかけて悪化する例もある

　　(4) 難聴の改善・悪化の繰り返しはない

　　(5) 一側性の場合が多いが，両側性に同時罹患する例もある

　2．耳鳴

　　難聴の発生と前後して耳鳴を生ずることがある

　3．めまい，および吐気・嘔吐

　　難聴の発生と前後してめまい，および吐気・嘔吐を伴うことがあるが，めまい発作
　　を繰り返すことはない

　4．第 8 脳神経以外に顕著な神経症状を伴うことはない

　　診断の基準：主症状の全事項をみたすもの

多いものの，その効果は突発性難聴などに比べ，著しく悪い．90％以上の症例で回復を認めていない報告もある[13]．

5．予 防

ムンプス難聴はワクチン摂取により減らすことができる．ムンプスワクチンにより無菌性髄膜炎が全く起こらないわけではないが，ワクチンによる髄膜炎は予後良好とされている．本邦では摂取が任意となっているため，今後もムンプスワクチン接種については啓発が必要である．

突発性難聴

1．定 義

突然発症の高度感音難聴のうち，原因不明のものをいう(表 2)．具体的な聴力障害の程度としては，純音聴力検査での隣り合う 3 周波数で各 30 dB 以上の難聴が 72 時間以内に生じたもの，という基準が用いられることが多い．これらはいずれも成人に用いられる定義および基準であるが，小児においても代用されている．

2．疫　学

本邦の疫学調査では2014年に人口10万人あたり60.9人と報告されている．これは成人を含めた値であり，2017年の3,419例を対象にした報告では15歳以下が84例（2.6％）と報告されている[14]．これまでもほぼ同様の報告[15]があり，突発性難聴における小児の割合は3％前後と考えられる．

3．治　療

ステロイドが第一選択として頻用されるが，成人であっても突発性難聴に対するステロイドの明確なエビデンスは得られておらず，AAO-HNSのガイドラインでも"option"となっている[16]．小児においてはなおのことステロイドによる治療効果は明らかではないが，一般的にはプレドニンを体重1kgあたり1mgの用量で用いることが多い．

4．予　後

聴力改善の程度については報告の幅が広く，57％で完全に改善し，部分的な改善も含めると93％の症例で改善を認めたという報告がある[17]一方，10％の症例しか完全には改善せず，一部の改善を含めても20％の症例にとどまるとの報告[18]もある．概ね50～70％程度の症例で改善を認めたとの報告が多い[19]~[21]ものの，病因や治療開始までの時間が報告により様々であり，一概に述べることは難しい．

また，予後因子については耳鳴を伴う症例，聴力障害が乏しい症例，高音漸傾型の症例，年齢が高い症例で改善効果が大きいと報告されている[21]が，特に年齢については年齢が小さいほど難聴の自己申告が乏しく，治療開始までに時間がかかっていることに気をつける必要がある．

診療の手順

1．心因性難聴の除外

小児の急性感音難聴の診断においては，まず心因性難聴の除外を行う．病歴から疑われる場合はもちろん，そうでない場合も不必要な投薬治療を防ぐため，必ず鑑別診断に挙げておく必要がある．

具体的な診察，検査の手順としては，まず鼓膜所見をとり滲出液がないことを確認し，ティンパノメトリ，アブミ骨筋反射，DPOAEで器質的な難聴があるかどうかを確認する．ここで心因性難聴が強く疑われる場合にはステロイドは投与せず，ABRなどの検査を行って心因性難聴の診断を確定させる．

2．検査および治療の開始

心因性難聴の可能性が低い場合は，急性感音難聴の精査を行いつつ，治療を開始する．具体的には心因性難聴の鑑別で行った聴覚検査の他，採血でムンプス難聴などのウイルス性難聴を検討するとともに，CTやMRIなどの画像検査を用いて前庭水管拡大症などの中耳，内耳奇形がないかを調べる．同時にステロイド加療を開始する．近年では小児でも1型のみならず2型糖尿病をもつ症例が増えつつあるため，ステロイド投与の際には成人の場合と同様，糖尿病や心疾患などの基礎疾患の有無を確認することが重要である．また，小児の場合は母子感染の症例が存在するため，B型肝炎についても抗体を確認しておくほうがより安全である．

3．保護者への説明

心因性難聴の場合は，器質的疾患が認められないことを説明したうえ，学校でのストレスがないかなどの確認を行う．そのうえで定期的に聴力を確認しつつ，必要に応じて児童精神の専門家にもコンサルトする可能性があることを説明する．基本的に投薬の必要がないことも十分に説明する．

器質的疾患の場合，各々の疾患に応じて病態を説明するとともに，聴力の定期的なフォローが必要であることを説明する．急性感音難聴で聴力の回復が不十分だった場合は，患児および保護者の不安を取り除き環境の整備を行うことが重要である．一側性難聴であれば，学業成績に影響がない場合も多いことを丁寧に説明する一方，騒音下での聴取低下や方向感の欠如によるハンディを抱える場合もあることを念頭におき教室における座席の位置，騒音低減への対策などの情報提供を行うべきである．両側性の場合は聴力レベルに応じて

補聴器装用による聴覚補償，療育施設および難聴学級・聞こえの教室などにおける支援についての情報提供が不可欠である

最後に

　小児の急性感音難聴を呈する疾患のうち，代表的なものを概説したうえで鑑別や説明のポイントを紹介した．急性感音難聴というと兎にも角にもステロイドが頻用されるが，心因性難聴などをきちんと鑑別に挙げ，不要な投薬治療を避けることは適切な診療を行ううえで極めて重要である．本稿が皆様の明日からの診療に少しでも役立てば幸いである．

参考文献

1) Gelfand SA, Silman S：Functional components and resolved thresholds in patients with unilateral nonorganic hearing loss. Br J Audiol, **27**(1)：29-34, 1993.

2) Froeschels E：Psychic deafness in children. Arch Neurol Psychiatry, **51**(6)：544-549, 1944.

3) Ioannis P, Georgios K, Alexandra K, et al：Pseudohypacusis：the most frequent etiology of sudden hearing loss in children. Eur Arch Otorhinolaryngology, **266**(12)：1857-1861, 2009.

4) Morita S, Suzuki M, Iizuka K：Non-organic hearing loss in childhood. Int J Pediatr Otorhinolaryngol, **74**(5)：441-446, 2010.
　Summary　心因性難聴 47 例の報告．26％が 1 週以内，51％が 2 週以内，74％が 4 週以内，95％が 8 週以内に改善したと報告している．

5) Schmidt CM, am Zehnhoff-Dinnesen A, Matulat P, et al：Nonorganic hearing loss in children：Audiometry, clinical characteristics, biographical history and recovery of hearing thresholds. Int J Pediatr Otorhinolaryngol, **77**(7)：1190-1193, 2013.
　Summary　心因性難聴の患児は学校や家族で問題を抱えていることが多いが，むしろそのような問題がある患児のほうが予後良好と報告している．

6) Valvassori GE, Clemis JD：The large vestibular aqueduct syndrome. Laryngoscope, **88**(5)：723-728, 1978.

7) Santos S, Sgambatti L, Bueno A, et al：Enlarged vestibular aqueduct syndrome. A review of 55 paediatric patients. Acta Otorrinolaringológica Española, **61**(5)：338-344, 2010.

8) Aimoni C, Ciorba A, Cerritelli L, et al：Enlarged vestibular aqueduct：Audiological and genetical features in children and adolescents. Int J Pediatr Otorhinolaryngol, **101**：254-258, 2017.

9) Ahadizadeh E, Ascha M, Manzoor N, et al：Hearing loss in enlarged vestibular aqueduct and incomplete partition type II. Am J Otolaryngol, **38**(6)：692-697, 2017.

10) Ascha MS, Manzoor N, Gupta A, et al：Vestibular Aqueduct Midpoint Width and Hearing Loss in Patients With an Enlarged Vestibular Aqueduct. JAMA Otolaryngol Neck Surg, **143**(6)：601, 2017.

11) Brodsky JR, Choi SS：Should children with an enlarged vestibular aqueduct be restricted from playing contact sports? Laryngoscope, **128**(10)：2219-2220, 2018.
　Summary　前庭水管拡大症の報告をレビューし，頭部外傷のない症例も難聴が進行しており，頭部外傷が必ずしも難聴進行のリスクとは言えないと報告している．

12) Kawashima Y, Ihara K, Nakamura M, et al：Epidemiological study of mumps deafness in Japan. Auris Nasus Larynx, **32**(2)：125-128, 2005.

13) Morita S, Fujiwara K, Fukuda A, et al：The clinical features and prognosis of mumps-associated hearing loss：a retrospective, multi-institutional investigation in Japan. Acta Otolaryngol, **137**(sup565)：S44-47, 2017.

14) Kitoh R, Nishio SY, Ogawa K, et al：Nationwide epidemiological survey of idiopathic sudden sensorineural hearing loss in Japan Nationwide epidemiological survey of idiopathic sudden sensorineural hearing loss in Japan. Acta OtoLaryngologica, **137**：S8-16, 2017.
　Summary　日本の 2014～16 年までの，成人を含む突発性難聴 3,419 例の調査報告．聴力障害の程度や年齢など，予後因子を報告している．

15) Nakashima T, Yanagita N：Outcome of sudden deafness with and without vertigo. Laryngoscope, **103**(10)：1145-1149, 1993.

16) Stachler RJ, Chandrasekhar SS, Archer SM, et al : Clinical practice guideline : Sudden hearing loss. Otolaryngol Head Neck Surg, **146** : S1-35, 2012.

17) Chen W, Lee J, Yuan C, Chen R : Oral steroid treatment for idiopathic sudden sensorineural hearing loss. Saudi Med J, **36**(4) : 291-296, 2015.

18) Tarshish Y, Leschinski A, Kenna M : Pediatric sudden sensorineural hearing loss : diagnosed causes and response to intervention. Int J Pediatr Otorhinolaryngol, **77**(4) : 553-559, 2013.

19) Dedhia K, Chi DH : Pediatric sudden sensorineural hearing loss : Etiology, diagnosis and treatment in 20 children. Int J Pediatr Otorhinolaryngol, **88** : 208-212, 2016.

20) Pitaro J, Bechor-Fellner A, Gavriel H, et al : Sudden sensorineural hearing loss in children : Etiology, management, and outcome. Int J Pediatr Otorhinolaryngol, **82** : 34-37, 2016.

21) Kim JY, Han JJ, Sunwoo WS, et al : Sudden sensorineural hearing loss in children and adolescents : Clinical characteristics and age-related prognosis. Auris Nasus Larynx, **45**(3) : 447-455, 2018.

✂✂✂✂✂✂✂✂✂✂✂✂✂✂ **会 告** ✂✂✂✂✂✂✂✂✂✂✂✂✂✂

第 65 回日本聴覚医学会総会・学術講演会

会　期：2020 年 10 月 7 日（水）・8 日（木）・9 日（金）

会　場：ウィンクあいち

〒 450-0002　愛知県名古屋市中村区名駅 4-4-38

TEL 052-571-6131（代）／FAX 052-571-6132

会　長：曾根　三千彦（名古屋大学医学部耳鼻咽喉科学講座教授）

プログラム：

主題 1：聴覚の可塑性—基礎研究から臨床所見まで

主題 2：他覚的聴覚検査の応用と評価

他，特別講演，一般演題を予定

演題募集期間：2020 年 4 月 8 日（水）〜6 月 10 日（水）

演題募集の詳細については，第 65 回日本聴覚医学会総会・学術講演会のホームページ（http://audiology65.umin.jp/）をご覧ください．

【事務局】名古屋大学医学部耳鼻咽喉科

〒 466-8550　愛知県名古屋市昭和区鶴舞町 65

TEL 052-744-2323／FAX 052-744-2325

E-mail audiology65@sunpla-mcv.com

MB ENT, 242 : 24-29, 2020

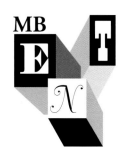

◆特集・小児のみみ・はな・のど救急対応─治療と投薬─

小児のめまい

五島史行*

Abstract 小児では，成人に比較してめまいの頻度はおよそ 1/100 程度と報告されている．片頭痛関連めまい，良性発作性めまい，心因性めまいなどの頻度が高い．重篤な疾患は稀であるが意識消失を伴う例，症状が悪化していく例，歩行ができない症例は注意が必要である．稀な疾患としてランゲルハンス細胞組織球症によるめまい症例を提示する．最も頻度の高い良性発作性めまい症は良性の疾患であるが発作が頻発し，発作に対する予期不安が強くなると不登校の原因となることがある．そのような場合には治療予後について説明し安心させたうえで，さらに行動療法としてリハビリを行うことが有効である．

Key words 良性発作性めまい(benign paroxysmal vertigo)，ランゲルハンス細胞組織球症(LCH)，前庭性片頭痛(vestibular migraine)，片頭痛関連めまい(migraine associated vertigo)

はじめに

成人においてめまいは一般的なものであるが，小児のめまいを目にする機会はあまり多くない．海外の報告では成人および小児においてなんらかの原因で起きるめまいの有病率は 23％ および 0.4％，前庭性のめまいは 5％ および 0.05％ と報告されており，成人に比較しておよそその頻度は 1/100 程度と考えられる[1]．頻度が低いだけに診断にも苦慮することが多い．さらに，小児では診断に必要なすべての臨床検査を行うことが成人に比較し困難である．また，小児にかかる負担を考えると，可能な限り不必要な検査を避けることが好ましい．正確な診断のためには世代ごとにどのような症例が多いのかを知ることは重要である．成人のめまいで最も頻度が高い良性発作性頭位めまい症(benign paroxysmal positional vertigo；BPPV)は小児ではほとんどみられず，一方，良性発作性めまい(benign paroxysmal vertigo；BPV)，前庭性片頭痛(vestibular migraine；VM)(本稿では片頭痛関連めまいとする)は小児で高頻

度にみられる疾患である[2]~[7]．この 2 疾患については近年，国際頭痛分類より診断基準が提案されている．BPV は従来は小児良性発作性めまい症(benign paroxysmal vertigo of childhood；BPVC)と呼ばれていた．本稿ではまず小児専門病院の耳鼻咽喉科における，小児めまいの臨床統計を明らかにし，代表的疾患である BPV について概説し，稀な疾患であるランゲルハンス細胞組織球症の症例を提示する．

対象と方法

成育医療研究センター病院を 2009 年 10 月～2014 年 4 月までの間，受診した 15 歳以下の 77 例のめまい患者を対象とした．男児 42 例，女児 35 例(平均年齢 8.7±3.4 歳)である．診断にあたっては基本的に純音聴力検査，赤外線 CCD カメラを用いた眼振検査(注視，頭位，頭位変換眼振)，足踏み検査，重心動揺計，シェロングテストなどを行った．起立性調節障害の診断は小児起立性調節障害診断・治療ガイドライン 2005[8]に，BPV(表 1)，片頭痛関連めまいの診断は国際頭痛学会の前

* Goto Fumiyuki, 〒259-1193 神奈川県伊勢原市下糟屋 143 東海大学医学部耳鼻咽喉科，准教授

表 1. 診断基準

1.6.2　良性発作性めまい(benign paroxysmal vertigo)

> **解　説**
> 　健康な子どもに，前触れなく生じ自然軽快する，繰り返すめまい発作
> **診断基準**
> 　A：BとCを満たす発作が5回以上ある
> 　B：前触れなく生じ，数分〜数時間で自然軽快する，意識消失を伴わないめまい発作
> 　　(注：小児にとってめまい症状の表現は難しいので，親が観察した子どもの様子も
> 　　　症状の内容とする)
> 　C：1〜5の症状や徴候の1つ以上を伴う
> 　　1. 眼振　2. 失調　3. 嘔吐　4. 蒼白　5. 恐怖
> 　D：発作間欠期には神経所見および聴力・平衡機能は正常
> 　E：原因となる他の障害を認めない

表 2. 診断基準

片頭痛関連めまい(migraine associated vertigo)

> A. 少なくとも5回のCとDを満たす発作
> B. 現在あるいは過去に前兆のない片頭痛，前兆のある片頭痛の
> 　診断基準を満たした頭痛がある
> C. 5分〜72時間続く中等度から高度の前庭症状
> D. 発作の少なくとも50%が次に示す1〜3の3つの片頭痛徴候
> 　のいずれかに関連しておきている
> 　　1. 次に示す4つのうちの少なくとも2つの特徴を持つ頭痛
> 　　　　a) 片側性
> 　　　　b) 拍動性
> 　　　　c) 中等度から高度
> 　　　　d) 日常動作によって悪化
> 　　2. 光過敏および音過敏
> 　　3. 視覚性前兆
> E. ICHD3や他の前庭疾患の診断に該当しない

国際頭痛分類第三版β(ICHD-Ⅲ beta)

表 3. 疾患名

疾患名	症例数
片頭痛関連めまい	21
良性発作性めまい(BPV)	16
前庭障害(前庭神経炎など)	12
心因性めまい	8
遅発性内リンパ水腫	4
習慣性嘔吐	2
頭部外傷後めまい	2
起立性調節障害	2
変性疾患	2
メニエール病	1
先天性眼振	1
腹部型片頭痛	1
滲出性中耳炎	1
ADHD(注意欠如・多動性障害)	1
脳腫瘍	1
脳炎	1
ペンドレッド症候群	1
合計	77

庭性片頭痛の診断基準(表2)[9]に基づいて行った.

結　果

　表3に疾患の頻度を示した．全体では片頭痛関連めまい，BPV，前庭障害，心因性めまいの割合が高かった．この4疾患で77例中57例と74%を占めた．これまでの本邦からの報告では小児のめまいには起立性調節障害が多いというものがほとんどであり[10]〜[12]，今回の報告と異なっている．この原因として起立性調節障害の診断基準をどのように適応するかが関係している．起立性調節障害の診断基準にある「他の身体疾患を認めない」と言う部分を正確に診断しないと小児めまいの多くは起立性調節障害と診断されてしまう．小児でめまいを訴え，朝が苦手で，乗り物酔いしやすければシェロングテストをするまでもなく起立性調節障害の診断となってしまうからである．

良性発作性めまい(BPV)

　最も多くみられたBPV(表1)は良性再発性めまい(benign recurrent vertigo；BRV)として1964年Basserによって報告された[13]．本疾患は小児期に発症する発作性反復性非てんかん性めまい疾患で，2〜4歳で発症，回る，倒れるなどの訴えが多く，起立困難だが意識は保たれ，蝸牛症状はなく，数秒〜数分持続し，1〜2ヶ月に一度程度の発作が特徴である．予後は良好で成長とともに消失，時に片頭痛に移行する．本疾患では片頭痛の家族歴がしばしば認められ誘発因子や臨床的な特徴が片頭痛に近似している[14]．

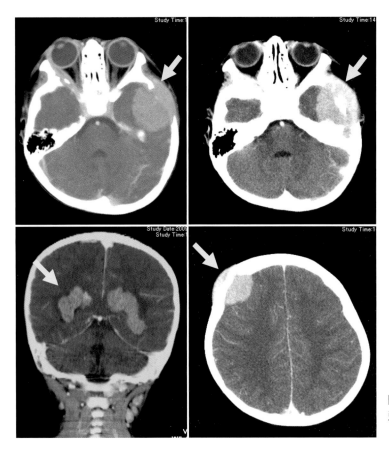

図 1.
頭部 CT

小児の良性発作性頭位めまい症(BPPV)

　小児の BPPV は頻度としてはそれほど高くない．中国からの報告[15]では6例の BPPV で4例が後半規管型，2例が水平半規管型であった．1例は頭部外傷があり，1例はめまいの家族歴が，1例が患側に難聴を認めた．5例が一度の理学療法で治癒し残りの1例は2回の理学療法で治癒したと報告されている．自験例でも11歳の男児の後半規管型の BPPV を経験しているが，頭部外傷後の症例で一度のエプレイ法で治癒し，現在まで再発を認めていない．

小児ランゲルハンス細胞組織球症(LCH)

　小児で平衡機能障害を呈する稀な疾患として小児ランゲルハンス細胞組織球症(Langerhans cell histiocytosis；LCH)[16]がある．LCH の中枢神経系障害として，体平衡障害が主体の小脳性または脊髄性の失調を認めた症例を経験したので報告する．症例は4歳男児で主訴は発熱とふらつきである．2歳頃より耳垢，難治性外耳炎，伝音難聴のため近医耳鼻咽喉科に通院していた．3歳半頃より右前額部腫瘤と多飲多尿，食欲低下を認め，階段を降りるのを怖がる，転びやすくなるなどの症状が認められるようになった．スポーツクラブに通っていたが，前転ができなくなる，手が震えだす，友だちと遊びたがらないといった症状を認めた．発熱，鼠径〜体幹に皮疹を認め，当院を受診した．初診時，眼振，眼球運動障害は認めなかったが，頭部 CT では左側頭部中頭蓋窩に側頭骨および乳突蜂巣の溶骨像および右前頭部，両側側脳室脈絡叢にも同様の吸収値の病変を認めた(図1)．MRI では T2 強調で小脳歯状核とその周囲の白質および橋が高信号を呈した．右前頭部，左側頭部に腫瘤を認め両側側脳室内の脈絡叢に分葉状腫大および小脳歯状核，中小脳脚に高信号を認めた(図2)．多発性腫瘤，尿崩症より LCH が疑われ，入院2日目皮膚・骨生検を施行し，表皮直下の真皮浅層に広い胞体とくびれのある核を有する組織球様の細胞の集積を認め，これらの細胞は

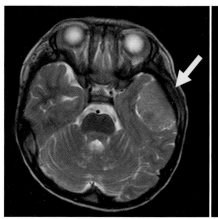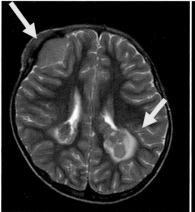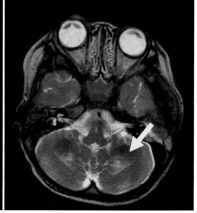

図 2. 頭部 MRI(T2WI)

CD1a,S-100で陽性でありLCHと診断した.

小児科医が注意すべき症状

　小児のめまいでは重篤な疾患の割合は高くはない.トルコの小児神経内科からの報告[7]ではてんかん性めまい(15%),高血圧,不整脈によるものがあったとしている.てんかん性めまいは意識消失を伴うもので診断には脳波,MRIの検査が必要である.しかし,注意点として小児の脳腫瘍の好発年齢は5〜14歳で,小脳と脳幹に発生することが知られている.これらの腫瘍では歩行時のふらつきなどの平衡障害を認めることが多い.BPVは自然治癒傾向が強い疾患である.そのため慎重に経過を観察し,改善がみられない場合には脳腫瘍の可能性を考え,脳画像検査を行う必要がある.今回の臨床統計から小児のめまいの診断のプロセスをフローチャートとしてまとめた(図3).まずは危険なめまいから除外していく.初診の問診ではめまい発作の際の意識消失の有無を必ず聴取し,意識消失がある場合には,てんかん性めまいの可能性がある.また,頭部外傷後のめまいも無視できないものであるので,めまいの原因となるような頭部外傷の有無も聴取する必要がある.今回の検討では髄液圧減少症の症例はなかったが,頭部外傷や交通外傷後のめまいでは本疾患の可能性を考慮する必要がる.

コンサルのタイミング

　小児のめまいでは発作が頻発し,苦痛が強い場合,あるいは発作に対する予期不安が強くなると不登校の原因となることがある.そのため早期に正確な診断,治療を行う必要がある.小児の心因性めまいで難治性の場合には,小児の心因性疾患に対して専門的な加療を行える施設との連携が必要である.

　一般的には重篤な疾患は稀であるが意識消失を伴う例,経過とともに症状が悪化していく例,起立,歩行ができない場合にはコンサルを検討する.原因が不明な疾患を安易に心因として診断してしまう傾向があるが,心因性めまいの診断には注意が必要である.時に医師の「小児のめまいは非常に珍しくどうなるかわらかない」「診断は心因性めまい」といった不用意な一言が患児,保護者を不安にさせ,症状を難治化させる危険性がある.大人と同様小児においてもストレスはめまいの発症と密接に関連を持っていることが多い.専門医では純粋な心因性めまいなのか,あるいは基礎疾患として片頭痛や前庭障害を有しており,それに心因が加わって発症しているかどうかを慎重に評価し,診断を行う必要がある.実際に今回,他院にて心因性と診断され,症状が改善しないため当院を受診した症例があったが,詳細な問診で片頭痛関連めまいと診断し,前庭リハビリテーションにて改善を認めた.

　発作性のめまいの場合には,症状発現時の保護者からのめまいの情報収集は重要であるが,そのための工夫を提案したい.近年の複雑化した家族構成の中で,必ずしも母親が保護者となっていな

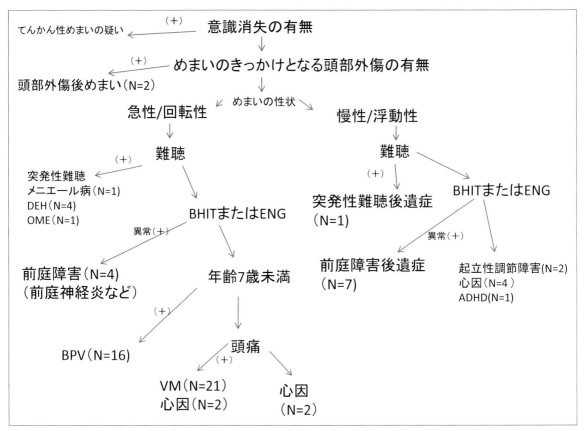

図 3. 小児めまいの診断フローチャート
（N は今回の症例数）
VM：Vestibular migraine
BPV：Benign paroxysmal vertigo
DEH：Delayed endolymphatic hydrops
OME：Otitis media with effusion
ADHD：Attention deficit hyperactivity disorder
BHIT：Bed side head impluse test
ENG：Electronystagmography

いこともある．保護者に小児のめまいをよく観察
させることが診断，治療に有用である．観察の注
意点として保護者には，めまいでは通常は意識消
失は起こさないことを伝える．また，めまい発作
は生命には影響を及ぼさないこと，発作は必ず改
善することを伝える．また，発作時の眼振を動画
付きカメラ，携帯などで撮影するよう指示する．
この発作記録は診断の資料となる[17]と同時に，記
録という行為が保護者の関心を子どもに向けるこ
とになり，子どもも安心し，その結果，症状の改
善が得られる可能性がある．

専門医における治療

　治療については，7 歳未満で最も高頻度にみら
れる BPV については，薬物治療の報告[18]もあるが
自然緩解することも多く，現時点では必ずしも投
薬治療は必要ではなく，保護者との相談で投与を
決めている．片頭痛関連めまいは大人の[19]報告は
近年増えてきているが，まだまだ十分認知されて
いるとは言えない．大人の難治例では片頭痛予防
治療としてバルプロ酸や，βブロッカーなどが投
与されている．小児においても難治性の場合には
これらの投薬を検討するのも選択肢となる可能性
がある．一方で，非薬物治療としてのリハビリテー

ションの有効性も報告されている[17][20]．現時点では，まずは病態について十分説明し，発作時の頓服薬（トラベルミン®など）を処方し，前庭リハビリテーションを指導，継続させることで一定の効果を上げている．病態についての説明のポイントは片頭痛と関連が深いこと，ストレスや睡眠不足などの生活習慣で発症すること，成長とともに改善することが多く過度な心配は不要なことである．

謝　辞：本研究の一部は2018年メンタルヘルス岡本記念財団の補助を受けた．

文　献

1) O'Reilly RC, Greywoode J, Morlet T, et al：Comprehensive vestibular and balance testing in the dizzy pediatric population. Otolaryngol Head Neck Surg, **144**：142-148, 2011.

2) Batu ED, Anlar B, Topcu M, et al：Vertigo in childhood：a retrospective series of 100 children. Eur J Paediatr Neurol, **19**：226-232, 2015.
   Summary 100例にもわたる小児のめまいの統計的データを示した．そして，頻度の高い物から順に良性発作性めまい（39％），心因性（21％），てんかん性（15％），片頭痛関連（11％）としている．起立性調節障害は挙げられていない．

3) Ravid S, Bienkowski R, Eviatar L：A simplified diagnostic approach to dizziness in children. Pediatr Neurol, **29**：317-320, 2003.

4) Riina N, Ilmari P, Kentala E：Vertigo and imbalance in children：a retrospective study in a Helsinki University otorhinolaryngology clinic. Arch Otolaryngol Head Neck Surg, **131**：996-1000, 2005.

5) Jahn K, Langhagen T, Schroeder AS, et al：Vertigo and dizziness in childhood-update on diagnosis and treatment. Neuropediatrics, **42**：129-134, 2011.
   Summary 小児のめまいで最も多いのは片頭痛関連めまいであり40％であるとしている．

6) Langhagen T, Schroeder AS, Rettinger N, et al：Migraine-related vertigo and somatoform vertigo frequently occur in children and are often associated. Neuropediatrics, **44**：55-58, 2013.

7) Batu ED, Anlar B, Topcu M, et al：Vertigo in childhood：A retrospective series of 100 children. Eur J Paediatr Neurol, **19**(2)：226-232, 2014.

8) 田中英高：小児起立性調節障害診断・治療ガイドライン2005．子どもの心とからだ, **15**：89-143, 2007.

9) 国際頭痛学会・頭痛分類委員会（著）：小児良性発作性めまい．医学書院, 2004.

10) 坂　直樹, 瀬尾　徹, 阪上雅史：当科めまい外来における小児例の検討．Equilib Res, **68**：410, 2009.

11) 澤井八千代, 山中敏彰, 村井孝行ほか：当科における小児めまい症例の臨床的検討．小児耳鼻, **30**：161, 2009.

12) 神前英明, 福井　潤, 清水猛史：当院における小児めまい症例の検討．小児耳鼻, **28**：235-238, 2007.

13) Basser LS：Benign Paroxysmal Vertigo Of Childhood.（A Variety Of Vestibular Neuronitis). Brain, **87**：141-152, 1964.

14) Russell G, Abu-Arafeh I：Paroxysmal vertigo in children—an epidemiological study. Int J Pediatr Otorhinolaryngol, **49**(Suppl 1)：S105-107, 1999.

15) Yao Q, Song Q, Wang H, et al：Benign paroxysmal positional vertigo in children. Clin Otolaryngol, **44**：21-25, 2019.

16) Nakamura T, Morimoto N, Goto F, et al：Langerhans cell histiocytosis with disequilibrium. Auris Nasus Larynx, **39**：627-630, 2012.
    Summary 稀な小児のランゲルハンス細胞組織球症による平衡障害をきたした症例の本邦からの報告．

17) 五島史行, 木原彩子, 守本倫子：小児良性発作性めまい症の急性期眼球所見．Equilib Res, **73**：380, 2014.

18) 五島史行, 守本倫子, 大原卓哉ほか：小児良性発作性めまい症の臨床的特徴．日耳鼻会報, **114**：562-567, 2011.

19) 五島史行, 堤　知子, 小川　郁：片頭痛関連めまいの臨床的特徴．日耳鼻会報, **116**：953-959, 2013.

20) 中村伸太郎, 五島史行：前庭リハビリテーションが有効であった小児の片頭痛関連めまいの一例．Equilib Res, **73**：427, 2014.

MB ENT, 242：30-32, 2020

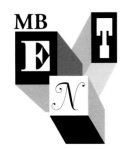

◆特集・小児のみみ・はな・のど救急対応―治療と投薬―
小児の鼻出血

太田　康*

Abstract　小児鼻出血のそのほとんどが鼻腔前方のキーゼルバッハ部位からのものである．多くは鼻をいじることで鼻粘膜に傷がつき，そこに痂皮がつくとさらに鼻をいじる，といった悪循環から鼻出血を生じる．来院時まず十分な問診を行う．低年齢の場合は親からの聴取が重要になる．血友病などの出血性疾患，抗凝固薬の使用歴，遺伝性疾患の有無など，十分聞くことが大切である．できるだけ鼻腔ファイバーで鼻腔内をよく観察する．

血液異常，凝固異常が疑われる場合は，血液検査を行う．腫瘍性病変が疑われる場合は，CT，MRI などの画像検査が必要になる．止血処置は，小児の特性上あまりガーゼパッキングなどが適していないことから，硝酸銀，トリクロール酢酸などで粘膜焼灼により粘膜と血管とを同時に変性・凝固させ止血させるのがよい．

保護者に，一連の止血処置後，鼻出血の原因，行った止血処置，今後の対応方法を説明する．

Key words　小児(child)，鼻出血(epistaxis)，硝酸銀(silver nitrate)，トリクロール酢酸(trichloacetic acid)

小児鼻出血の原因

小児鼻出血のそのほとんどが鼻腔前方のキーゼルバッハ部位からのものである．多くは鼻をいじることで鼻粘膜に傷がつき，そこに痂皮がつくとさらに鼻をいじる，といった悪循環から鼻出血を生じる．アレルギー性鼻炎や急性鼻炎などで鼻閉，鼻漏，鼻瘙痒感などから鼻いじりをしてしまうケースもよくみられる．これらの鼻出血は軽度であり，すぐ止血できる場合がほとんどである．

腫瘍性疾患から生じる鼻出血として，若年性鼻咽頭血管線維腫がある．10 歳台の男児に生じ，比較的多量の鼻出血を繰り返し，腫瘍による鼻閉も伴う．治療は手術的摘出になり，腫瘍の進展範囲，大きさにもよるが，最近は鼻内視鏡下に行われることが多い．

出血性素因によるものとして，血友病，白血病などがある．これらの疾患を見逃さないために，血液検査を行う．

鼻出血の原因を表 1 に示す．

小児鼻出血の診察（表 2）

来院時，出血が少量であったり止血していたり緊急を要さない場合は，十分な問診を行う．低年齢の場合は親からの聴取が重要になる．出血の頻度，原因，反復性の有無，急性鼻炎，アレルギー性鼻炎などの鼻副鼻腔疾患の有無，鼻いじりの癖などの有無を聞く．また，血友病などの出血性疾患，抗凝固薬の使用歴なども確認する．これらには遺伝性疾患もあり，親からも十分聞くことが大切である．

小児の診察において成人の診察との相違点は，患児が動くこと，鼻腔が狭いことなどが挙げられる．まず，しっかりとした診療環境を作ることが大切である．個人差はあるが，小学生未満の子どもは保護者に抱いてもらい，しっかりと抑えて診察する．一般的に小学生であれば，1 人で診察椅子に座って診療ができる場合が多い．

*　Ohta Yasushi, 〒 285-8741　千葉県佐倉市下志津 564-1　東邦大学医療センター佐倉病院耳鼻咽喉科，准教授

表 1. 鼻出血の原因

局所的原因		
先天異常：Osler 病		
外傷　　：鼻粘膜損傷，指性		
異物　　：異物による損傷，圧迫性潰瘍		
炎症　　：アレルギー性鼻炎，鼻副鼻腔炎		
動脈性　：出血性結節		
良性腫瘍：若年性鼻咽頭血管線維腫症，血管腫，乳頭腫		
悪性腫瘍：癌，肉腫，悪性リンパ腫		
全身的原因		
出血性疾患　血管性　　　：ビタミン C 欠乏症，血管性紫斑病		
血小板性　　：血小板減少症，白血病，再生不良性貧血		
凝固因子性　：血友病		
線溶亢進性　：血管内凝固症候群		
循環器疾患：高血圧		
代謝性疾患：肝障害，甲状腺機能亢進症		
感染症　　：川崎病		
生理的原因		
血管動態変化：頭部顔面うっ血，運動，のぼせ		

(文献 1 より改変)

表 2. 小児鼻出血の診察と検査

1. **鼻内所見**　鼻腔ファイバーにより出血点の確認，病態の把握，鼻汁の性質
2. **口腔咽頭所見**　出血斑の有無
3. **手足などの視診**　出血斑・紫斑の有無
4. **家族歴**　出血性素因の有無
5. **既往歴**　過去の出血傾向の有無
6. **臨床検査**　血小板数，凝固機能検査(PTT，APTT)，出血時間
7. **画像検査**　CT，MRI

(文献 1 より改変)

鼻腔は狭いが，できるだけ鼻腔ファイバーで鼻腔内を観察する．鼻腔ファイバーを挿入する前に成人と同様，5,000 倍ボスミン，4%キシロカインで粘膜収縮，表面麻酔を行う．スプレーを嫌がるときは，小綿球に両薬剤液を浸して鼻腔入口部に 2, 3 分詰めておく．なるべく細径のファイバーを使う．出血部位を確認したら，止血処置にうつる．

検　査

血液異常，凝固異常が疑われる場合は，血液検査を行う．白血球，ヘモグロビン，血小板数を含む一般採血，PTT，APTT を含む凝固系検査を行う．

腫瘍性病変が疑われる場合は，CT，MRI などの画像検査が必要になる．

止血処置(表 3)

小児鼻出血はキーゼルバッハ部位からの軽度のものが多いことから，自然止血している場合があ

表 3. 小児鼻出血への対応

1. あわてない
2. 10 分ほど鼻を圧迫する，鼻をつまむ
3. 寝かせずに座る
4. のどに回る血液は口から出す
5. のぼせない(熱いお風呂，激しい運動は避ける)
6. 鼻の病気を治療する(アレルギー性鼻炎，副鼻腔炎など)

り，その時は止血法を教える．キーゼルバッハ部位からの出血に対しては，出血側の鼻翼を正中に向かって用指圧迫する．指 2 本で鼻をつまむようにしてもよい．5〜10 分で落ち着くことが多い．

実際，出血しているときは，止血処置を行う．小児の特性上あまりガーゼパッキングなどが適していないことから，粘膜焼灼により粘膜と血管とを同時に変性・凝固させ止血させるのがよい．鼻粘膜の焼灼方法には薬剤によるもの，電気によるものがあるが，操作時の痛みなどを考えると，薬剤のほうが適していると思われる．

薬剤で最も用いられているのが硝酸銀である．

表 4. 小児鼻出血の診察時の保護者への説明

1. 鼻出血は子どもに生じやすいのであわてないでいいこと
2. 鼻出血の部位（多くが鼻中隔粘膜）と鼻出血の原因（鼻いじりが多い）
3. 仰臥位で寝かす，鼻根部をつまむ，冷やすのは根拠がないこと
4. アレルギー性鼻炎や鼻副鼻腔炎が背景にある場合が多いこと 　　（保護者の自覚がないことが多い）
5. 鼻をいじってもしからない（しかっても痒いから，気になるから掻く）
6. 鼻出血が生じてもしからない（洗濯物が増えたとしからない）
7. 何度もでることが多いこと
8. 乾燥すると出やすいこと
9. 家庭でできる止血法（用指圧迫，他カット綿やティッシュを使って）
10. 止まりにくいときは耳鼻咽喉科を受診

（文献 2 より改変）

5％，あるいは 10％硝酸銀が止血のためにはよく用いられる．硝酸銀は銀イオンと鼻粘膜内のタンパクが結合して変性を起こす．鼻腔ファイバーの時と同様に，5,000 倍ボスミン，4％キシロカインで浸した綿球を鼻腔前方に詰めて，2，3 分麻酔をした後に処置を開始する．出血していると薬液が流れてしまい十分な止血が得られないため，止血したことを確認してから処置にうつる．綿棒に硝酸銀をつけて，出血部位に軽く押し当てる．1，2 分押し当てると鼻粘膜部分が白色に変化し，同時に止血が得られる．綿棒を押し当てている最中に再出血した場合は，再度 5,000 倍ボスミン，4％キシロカインで浸した綿球を鼻腔前方に詰め直し，止血されてからもう一度行うほうが確実である．止血したら白色部分に生理食塩水を塗布し，硝酸銀を塩化銀として沈殿させ，化学反応を止める．その後，感染，びらん形成の防止のため，止血部位にリンデロン® VG 軟膏などを塗布しておく．捜査中薬液の流出や薬液のついた綿棒が周囲組織や自分の手に付着したりしないように気を付ける．皮膚に付着すると皮膚に黒色斑が付着し，とれるまで数日を要する．硝酸銀処置を行った後は，鼻腔を 4，5 日いじらないように指導する．

硝酸銀とともによく用いられるのがトリクロール酢酸である．25％のトリクロール酢酸で十分な止血効果を発揮する．処置の方法は硝酸銀とほぼ同様である．皮膚に付着すると皮膚に白斑を形成し，とれるまで 1 週間程度を要する．

硝酸銀もトリクロール酢酸も本来治療薬ではなく試薬である．そのため，処置前にその有用性と生じうる事象（皮膚付着時などの色素沈着，白斑

形成など）をよく説明してから処置を行うほうが望ましい．

電気凝固の場合は，処置前に十分な麻酔をしてなるべく痛みを与えないように心がける．ただし，その装置の準備に患児が怯えてしまい，十分な止血処置ができなくなる時があるので，小児の状況を見て選択するべきである．

いずれの場合も止血処置後は患児が創部をいじらないようにスポンゼル®，ゼルフォルム® などの吸収止血剤を挿入する．また，数日後に必ず状態を確認するべきである．一般的には 1 週間もたてば鼻粘膜は正常化しているが，焼灼が強くて粘膜糜爛が長引く場合や，感染が生じる場合があるので，そのときは必要に応じて対応する．

粘膜焼灼や電気凝固で止血できない場合は，鼻腔パッキングによる止血を図るしかない．出血が軽度であればスポンゼル®，ゼルフォルム® などの吸収剤を挿入して止血する．それで止血が困難であれば，鼻用メロセル® を切り取り，小児鼻腔の大きさに合わせてから挿入したり，ベスキチン®，軟膏ガーゼを縦に半切し小さくしてから挿入する．

保護者への説明（表 4）

一連の止血処置後，鼻出血の原因，行った止血処置，今後の対応方法を説明する．

文　献

1) 工藤典代：小児の鼻出血．JOHNS, **16**：1611-1613, 2000.
2) 田中秀隆：小児の反復する鼻出血への対応．小児科臨床，**59**：2697-2700, 2006.

MB ENT, 242：33-38, 2020

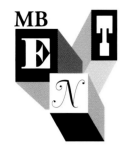

◆特集・小児のみみ・はな・のど救急対応─治療と投薬─

小児の鼻・副鼻腔疾患

井上なつき[*1]　吉川　衛[*2]

Abstract　副鼻腔炎とアレルギー性鼻炎は，小児から成人までよく遭遇する疾患だが，小児では自覚症状の訴えが乏しいことが多く，発症時期や重症度の評価が曖昧になりやすい．また，成人とは病態形成が異なる場合があり，それぞれの発達段階に応じた対応が求められる．抗菌薬の普及などにより副鼻腔炎が重症化する頻度は低下してきているが，解剖学的理由により，10歳頃までは眼窩内合併症が，それ以降は頭蓋内合併症の頻度が高くなる．対応が遅れると重篤化したり後遺症を残したりすることもあるため，注意が必要である．

アレルギー性鼻炎は全年齢で増加しているが，小児では発症の低年齢化や重症化が目立つ．複数の抗原感作や他のアレルギー疾患の合併，大気汚染などの環境要因により，重症化する場合もある．新規治療法としては，2018年に舌下免疫療法の適応が小児に拡大された．既存治療と組み合わせるなど，年齢に応じた加療が求められている．

また，頻度は低いが，先天性疾患を背景にもつ副鼻腔炎や嗅覚障害もあり，小児の診察時には念頭におく必要がある．

Key words　副鼻腔の発育(development of paranasal sinus)，小児副鼻腔炎(pediatric sinusitis)，アレルギー性鼻炎(allergic rhinitis)，アレルゲン免疫療法(allergen immunotherapy)，先天性嗅覚障害(congenital olfactory disorder)

はじめに

鼻・副鼻腔疾患は耳鼻咽喉科診療において日常的に遭遇する疾患であり，鼻閉，鼻漏，後鼻漏，鼻出血，嗅覚障害など多くの症状をきたす．小児から高齢者まで幅広い年齢層の患者が，鼻・副鼻腔疾患で耳鼻咽喉科を受診するが，小児には成人とは異なる特徴がある．例えば，物心がついた頃から長年にわたり鼻閉が持続していても，症状として認識することがないため，小児が自ら症状を訴えることは少ない．その結果，鼻漏や口呼吸などの客観的に把握できる所見に保護者が気付いて，耳鼻咽喉科を受診することが多い．そのため，小児の診察においては，生活歴を含めた詳細な問診を意識的に行うことが重要である．

本稿では，小児副鼻腔炎とアレルギー性鼻炎を中心に，小児の鼻・副鼻腔疾患の特徴について概説する．

小児副鼻腔炎

1．小児の副鼻腔の特徴

小児の副鼻腔は年齢ごとに大きさや形態が異なり，新生児は篩骨洞と上顎洞が嚢胞状に存在するのみである[1]．これらは1～4歳で急速に発育するが，上顎洞の形態は成人とは異なり三角錐に近い．4歳頃からようやく前頭洞と蝶形骨洞が出現する(図1)．その後，8～12歳で篩骨洞や上顎洞の形態は成人に近付き，汎副鼻腔の発育がみられるが，前頭洞は10歳台に最も急速に発育する．同時期に蝶形骨洞も形態が変化する．副鼻腔の大きさ

[*1] Inoue Natsuki，〒153-8515　東京都目黒区大橋2-22-36　東邦大学医療センター大橋病院耳鼻咽喉科，助教
[*2] Yoshikawa Mamoru，同，教授

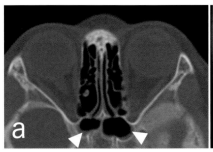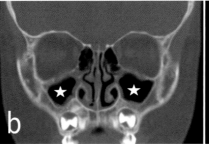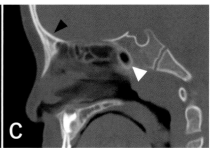

図 1. 4 歳児の副鼻腔 CT 画像（a. 水平断，b. 冠状断，c. 矢状断）
蝶形骨洞（△）は小嚢胞様であり，上顎洞（☆）の形は三角錐に近い．前頭洞（▲）の発育はまだ乏しい

や形態は個人差が大きいが，年齢による変化を理解することは，副鼻腔炎の病態や合併症を把握するうえで重要である．

　小児の副鼻腔は骨の発育が未熟で，血流が豊富であることから，成人より容易に感染が周囲に波及しやすい．生後しばらくは篩骨洞と上顎洞しか存在しないため，幼少期の合併症は篩骨洞炎由来の眼窩内合併症が多くなる．前頭洞が急速に発育する 10 歳台は，鼻性頭蓋内合併症の好発年齢に一致する．その理由として，板間静脈に代表される頭蓋の静脈は，弁構造がなく，思春期から青年期に特に発達し血流が最も多い時期であること[2]，副鼻腔と骨髄組織との間が成人のようには確立しておらず，骨髄が赤色骨髄である可能性が高く[3]，外因に反応して骨髄炎を引き起こしやすいこと[4]などが挙げられる．

2．急性副鼻腔炎

　小児期は繰り返す上気道炎から副鼻腔炎になりやすい．増悪と寛解を繰り返しやすく，急性か慢性かを明確に区別しにくいこともあるが，発症から 4 週間以内を急性としている[5]．小児の副鼻腔炎は好中球炎症が優位であり[6]，感染に伴う副鼻腔炎が主体だが，約半数が自然治癒すると言われている[7]．さらに，抗菌薬の開発により重症化する副鼻腔炎も少なくなっている．

　原因としては，ライノウイルスやコロナウイルスなどのウイルス感染による上気道炎から始まって，数日後に細菌感染へ移行する場合が多い．起因菌は，肺炎球菌，インフルエンザ菌，モラクセラ・カタラーリスが代表的である．症状は非特異的であるが，成人と比較して疼痛や嗅覚障害の訴えは少なく，鼻漏や咳嗽，不機嫌，食欲低下がみ

られることがある．高熱の持続や顔面の発赤，腫脹などがある場合は，副鼻腔外への炎症波及を考え画像検査を行う．小児の副鼻腔は発育途上で，骨は未熟で血流が豊富であり，成人より周囲に感染が波及しやすい特徴があるため，短期間で重症化し得る．小児の画像検査には被曝や鎮静の問題があるが，合併症が疑われるときは検査を躊躇すべきではない．

3．慢性副鼻腔炎

　慢性副鼻腔炎は症状が 3 ヶ月以上続き，内視鏡や画像検査で副鼻腔炎の所見を認めるものである．成人に比べ小児の慢性副鼻腔炎は少なく，ポリープの形成や気管支喘息の合併も少ない．しかし，後鼻孔ポリープは小児に多い（図 2）．通常は片側性だが，ポリープが増大すると両側後鼻孔を閉塞してしまうことがある．鼻閉だけではなく，いびきや睡眠時無呼吸をきたすこともある．小児の睡眠時無呼吸は成長・発達に影響を及ぼすことがあり，注意を要する．また，小児期はアデノイドが肥大し，特に 4〜6 歳で最大となる．アデノイド由来の細菌が慢性副鼻腔炎の原因となっている可能性も指摘されている[8]．

4．治　療

　先に述べたように，小児の急性副鼻腔炎はウイルス感染から始まることが多く，約半数が自然治癒するため，発症早期は対症療法のみで経過観察可能なことが多い．しかし，炎症が遷延し，細菌感染の合併による重症化が疑われる場合や，全身状態の悪化や合併症などのリスクがあるときは，抗菌薬の投与を行う．原則として AMPC 常用量の投与から検討するが，場合により AMPC 高用量，セフェム系，カルバペネム系などの投与を考

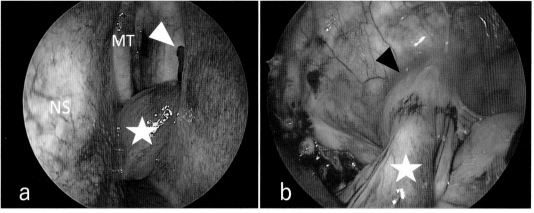

図 2. 左後鼻孔ポリープの術中内視鏡所見（a. 左鼻腔，b. 左上顎洞）
左鼻腔内には上顎洞自然口（△）から後鼻孔へ向かうポリープ（☆）があり，上顎洞内を 70° の斜視鏡で
観察すると上顎洞壁（▲）にポリープの基部を認めた（NS：鼻中隔，MT：中鼻甲介）

慮する[5]．慢性副鼻腔炎の治療は，成人と同様に
マクロライドの少量長期投与が有効であり，3 ヶ
月以上継続投与する．また，小児は自分で十分に
鼻をかめないことも多く，狭い中鼻道自然口ルー
ト（ostiomeatal complex：OMC）が閉塞しやすい
ため，鼻処置やネブライザーも有効である．鼻す
すりも増悪因子となるため，すすらないように指
導する．

　小児に対する内視鏡下鼻内副鼻腔手術（endo-
scopic sinus surgery：ESS）はすでに多くの施設
で施行されており，安全性や有効性は広く知られ
ている[9]．成人の慢性副鼻腔炎とは異なり，気管
支喘息の合併や，真菌の関与は少ない[10][11]．手術
が必要となる病態は成人よりも少ないが，眼窩内
合併症（骨膜下膿瘍，眼窩内膿瘍，海綿静脈洞血栓
症）や頭蓋内合併症，後鼻孔ポリープなどは ESS
のよい適応である．

　小児副鼻腔炎の多くは抗菌薬の投与によって治
癒するため，予後は良好である．しかし，合併症
を引き起こすと後遺症を残すことがあり，特に眼
窩深部に炎症が波及すると視力障害が残存するこ
とがあるため注意が必要である．

アレルギー性鼻炎

　近年のアレルギー疾患の増加とともにアレル
ギー性鼻炎は低年齢化が顕著であり，これは前述
の小児副鼻腔炎とは対照的で，今後もその傾向は
変わらないと考えられている[12]．特に，他のアレ
ルギー疾患（気管支喘息，アトピー性皮膚炎，食物
アレルギー，アレルギー性結膜炎など）の合併が
考えられる場合は，アレルギーマーチを進行させ
ないよう，小児科や皮膚科，眼科などと連携しな
がら，長期間の治療介入を要する．

1．症　状

　アレルギー性鼻炎は，くしゃみ，鼻漏，鼻閉を
3 徴とするありふれた疾患であり，成人の場合は
抗原曝露のエピソードがあるなど，比較的診断し
やすい．アレルギー性鼻炎は，思春期以降の代表
的なアレルギー疾患の 1 つであったが，最近では
幼児期から遭遇する疾患となった．低年齢で診断
される場合は，アトピー素因を有することが多
い．鼻粘膜が蒼白に腫脹し，水様性鼻漏が充満し
ている鼻内所見は成人と同様であるが，小児の場
合，鼻をこすったり，鼻出血を繰り返したりする
エピソードが問診のポイントとなることが多い．
成人では鼻閉による頭痛や嗅覚障害を訴えること
もあるが，小児ではこれらは稀であり，むしろ口
呼吸や鼻声を周囲から指摘されることが受診の
きっかけになることが多い．

2．診　断

　アレルギー性鼻炎の原因としては，ハウスダス
トやダニ，スギ花粉が多い[12]．このようなアレル
ゲンの特定により，抗原の回避が可能となり，ア
レルゲン免疫療法も治療の選択肢となる．検査方
法としては，皮膚テストや，血液検査による特異
的 IgE 抗体の測定が行われているが，成長に伴っ

て値が変動しやすいことに注意する.

PM2.5や黄砂による大気汚染も問題になっているが,これらの粒子がアレルギー疾患を増悪させるという報告がある[13].また,アレルギー性鼻炎と副鼻腔炎はしばしば合併するため,鼻汁中の好酸球だけではなく,副鼻腔炎の鑑別のために好中球を測定することも有用である.

3. 治　療

治療方針は,薬物によるアレルギー症状の緩和および抗原回避が中心となる.薬物の使用に関しては,抗ヒスタミン薬と鼻噴霧用ステロイド薬を使用することで,概ね制御可能な場合が多い.抗ロイコトリエン拮抗薬の併用や,ベタメタゾン・d-クロルフェニラミンを頓用で使用することもあるが,後者はステロイドを含有しているため,長期連用は避けるべきである.

抗原回避の重要性を伝えることで,疾患の理解に繋がり,信頼関係が築かれアドヒアランスが向上することもあるため,患児の家庭環境などを理解し助言することも重要である.また,鼻洗浄も効果的であり,小児でも容易に使用できる器具が市販されている.

小児のアレルギー性鼻炎は,他のアレルギー疾患(アトピー性皮膚炎,気管支喘息,食物アレルギー)に比べて自然緩解しにくく,特にスギ花粉症は成人まで症状が持続しやすく,継続した治療を要することが多い.

その他の治療法としては,アレルゲン免疫療法や手術療法がある.以前は,小児に対するアレルゲン免疫療法も成人と同様に皮下注射によって行われていたが,舌下免疫療法の適応が小児にも拡大し,2018年からはスギ花粉とダニに対するアレルゲン免疫療法は舌下投与も可能になった.今後,小児における舌下免疫療法の有効性が報告されるものと期待する.

アレルギー性鼻炎に対する手術療法は,根治的な治療法ではないため,小児への適応は慎重に判断し,施行後も抗原は回避すべきである.症状緩和や薬物減量の効果は期待できるが,数年後には再手術を要する可能性もある.また,成長期には鼻腔形態が変化するほどの手術は控えたほうがよい.また,成人より鼻腔が狭いため,術後の癒着をきたさないか術前に十分に検討する必要がある.

重症のアレルギー性鼻炎には,抗原回避と薬物療法に加えて,手術療法,アレルゲン免疫療法などを組み合わせ,年齢とライフスタイルに則した治療法を提供することが望ましい.また,副鼻腔炎をしばしば合併するため,必要に応じて副鼻腔炎の治療も併行して行う.

先天性疾患

比較的稀ではあるが,小児の診察時は先天性疾患の可能性も念頭におくべきである.症候群性疾患は,他部位の画像検査などで副鼻腔病変や嗅覚障害が発見されることがある.また,先天的な症状の場合,患児が自ら訴えることはないため,診断に至るまで時間がかかる疾患もある.小児は成人と異なる診察を要することもあるため,今回は3つの疾患について具体的に解説する.

1. 先天性後鼻孔閉鎖

後鼻孔閉鎖はほとんどが先天性で,数千人に1人の割合で発生し[14],他の先天異常を伴う場合が多い.両側性では生理的な鼻呼吸が障害されるため,出生後より呼吸障害が生じる.哺乳障害なども生じることから,早期に経鼻的に内視鏡下手術での開存が必要になることが多い.一方,片側性は両側性に比べて重篤になることが少なく,診断が遅れがちになる.患側の膿性鼻漏が持続することから,難治性副鼻腔炎と診断されていることもある.症状が軽症の場合は,鼻腔が大きいほうが手術操作もしやすく,再狭窄の可能性が低下するため,成長を待って手術することがある.

2. 原発性線毛運動不全症

ほとんどが常染色体劣性遺伝であり,20,000人に1人程度の割合で発症すると言われている[15].繰り返す副鼻腔炎や気管支炎の原因であることがある.家族歴と内臓逆位があれば診断は困難ではないが,どちらもなく症状も重症でない場合は,

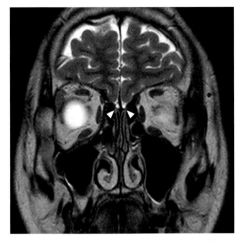

図 3. Kallmann 症候群の頭部 MRI 画像
冠状断の T2 強調像で，嗅球の無形性（△）
を認めた．嗅溝の低形成や無形性は認め
られなかった

診断が難しいことが多い．確定診断は遺伝子検査
であり，30 以上の原因遺伝子が報告されており，
表現型との関連が指摘されている[15]．

3．先天性嗅覚障害

　嗅覚低下の自覚症状がないため，診断までに時
間がかかることが多い．Kallmann 症候群や Kline-
felter 症候群，CHARGE 症候群などは，合併症精
査中に嗅覚障害を発見することもある．MRI で嗅
球の低形成もしくは無形成を疑う容積減少が高頻
度に認められ，診断に有用である（図 3）[16]．嗅覚
は経験によって記憶されるものであり，嗅覚刺激
の経験が少ない小児にとっては，嗅覚検査の評価
はとても困難なため，嗅覚脱失の有無程度しか判
断できないことも多い．また，嗅覚は性差や個人
差が大きく，年齢別の定性検査・定量検査の判断
基準がない．養育された環境や文化の影響を直接
的に受けることから，小児の場合は特に海外症例
との比較も難しい．

　先天性嗅覚障害の治療法はなく予後も不良であ
るが，視覚障害や聴覚障害と比べてさほど生活に
支障をきたさない．しかし，嗅覚で認知されるよ
うな危険が回避できない（火事やガス漏れのにお
いに気が付かないなど）といった問題があり，嗅
覚障害があることを認識させる教育的配慮も必要
である．

おわりに

　小児の副鼻腔炎とアレルギー性鼻炎について，
成人との相違点を中心に簡潔に解説した．最近は
副鼻腔炎の重症化による合併症の頻度は低下して
きたが，小児は発達段階にあり，成人とは異なる
病態から合併症を起こすことがある．10 歳頃まで
は眼窩内合併症を，それ以降は頭蓋内合併症を起
こしやすい．発育段階を考慮した診断と治療が求
められる．一方，アレルギー性鼻炎は増加傾向で
あり，低年齢化，重症化の傾向は今後も変わらな
いと思われる．アトピー素因に加えて，大気汚染
などの環境要因がアレルギー疾患を増悪させるこ
とがわかっている．他のアレルギー疾患に比べ
て，アレルギー性鼻炎は寛解しにくく，スギ花粉
症は成人まで持続することが多い．抗原回避と薬
物療法に加えて，アレルゲン免疫療法や手術療法
を組み合わせ，個々人に適した治療法の選択が求
められる．また，小児の難治性副鼻腔炎の中には，
稀な先天性疾患が潜んでいることもあるため注意
が必要である．

文　献

1）Wolf G, Anderhuber W, Kuhn F：Development
　of the paranasal sinuses in children：implica-
　tions for paranasal sinus surgery. Ann Otol
　Rhinol Laryngol, **102**(9)：705-711, 1993.
2）DelGaudio JM, Evans SH, Sobol SE, et al：
　Intracranial complications of sinusitis：what is
　the role of endoscopic sinus surgery in the acute
　setting. Am J Otolaryngol, **31**(1)：25-28, 2010.
3）金川公夫，西山章次：血液・造血器疾患：画像
　診断の strategy MRI における骨髄の正常像
　赤色骨髄から黄色骨髄への転換．臨画像，**11**
　(10)：43-49, 1995.
4）井澤勇作，井澤豊明，古谷忠治：前頭骨骨髄炎．
　耳鼻展望，**2**(3)：272, 1959.
5）平川勝洋：急性鼻副鼻腔炎診療ガイドライン．
　日耳鼻会報，**115**(8)：800-803, 2012.
6）宮澤哲夫，飯野ゆき子，小川惠弘ほか：小児鼻
　茸の免疫組織学的検討．日鼻誌，**38**(4)：412-
　417, 1999.

7) 名越好古：小児副鼻腔炎の変遷と対策. 耳鼻咽喉, **52**(8)：539-544, 1980.

8) Shin KS, Cho SH, Kim KR, et al：The role of adenoids in pediatric rhinosinusitis. Int J Pediatr Otorhinolaryngol, **72**(11)：1643-1650, 2008.
Summary 慢性副鼻腔炎の小児のアデノイドには病原性細菌が常在しており，慢性副鼻腔炎の重症度に関連がある.

9) 森山 寛，春名眞一，鴻 信義：内視鏡下鼻内副鼻腔手術. 医学書院, 2015.

10) 寺田明彦：気管支喘息と副鼻腔炎. 小児科, **50**(9)：1439-1445, 2009.

11) Nomura K, Asaka D, Nakayama T, et al：Sinus fungus ball in the Japanese population：clinical and imaging characteristics of 104 cases. Int J Otolaryngol, **2013**：731640, 2013.

12) 松根彰志：有症率の推移からの患者数，重症度の推移 アレルギー性鼻炎. アレルギー免疫, **25**(10)：1262-1269, 2018.
Summary アレルギー性鼻炎は他のアレルギー疾患に比べ年々増加傾向であり，有症率の増加や低年齢発症が目立つ.

13) 菅原一真，山下裕司：黄砂・PM2.5とアレルギー性鼻炎患者の症状. 耳鼻免疫アレルギー, **33**(3)：201-204, 2015.
Summary アレルギー性鼻炎患者90例を対象にした検討で，黄砂の飛散とPM2.5の濃度の上昇は症状の増悪に影響していた.

14) Teissier N, Kaguelidou F, Couloigner V, et al：Predictive factors for success after transnasal endoscopic treatment of choanal atresia. Arch Otolaryngol Head Neck Surg, **134**(1)：57-61, 2008.

15) 竹内万彦：原発性線毛運動不全症の臨床. Ther Res, **39**(6)：530-532, 2018.

16) 小河孝夫，加藤智久，小野麻友ほか：先天性嗅覚障害と診断した16例の臨床像とMRI所見. 日耳鼻会報, **118**(8)：1016-1026, 2015.

MB ENT, 242：39-43, 2020

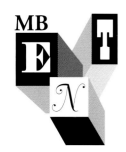

◆特集・小児のみみ・はな・のど救急対応―治療と投薬―

小児の顔面外傷

和田弘太*

Abstract　小児の顔面外傷は，将来の整容面の問題や症状を正確に訴えることができないことなどから詳細な問診と十分な検査が必要となることが多い．また，両親への説明や受傷の契機の問題などがあり，学校関係者や加害者との関係などナーバスな問題も多い．本稿では鼻骨骨折と眼窩壁骨折の治療について述べる．

Key words　鼻骨骨折（fracture of nasal bone, nasal fracture），眼窩壁骨折（blow out fracture）

はじめに

15歳未満の小児において顔面や頭部を強打すると家族や学校の関係者にとって，そして相手（加害者）がいることであればナーバスな問題となることが多い．外傷があればそれ自体を治療することは当然であるが，その家族などに十分に説明する必要がある．本稿では鼻骨骨折と眼窩壁骨折について述べたいと思う．

鼻骨骨折

鼻骨骨折は顔面の骨折の中で最も頻度が高い外傷である．乳児・幼児であれば転倒や公園で鼻をぶつけたとの主訴で来院することが多い．小学生や中学生となると部活動でぶつかった，ケンカなどが原因となることもある．鼻骨骨折は整容面に対して十分な配慮を行うことが重要である．受傷後に腫脹がなく明らかな変位がない場合は，すぐにCTなどの検査をすることなく経過観察でよい．しかし，鼻骨骨折の原因が他者にあるような場合（すなわち加害者がいる場合）には，画像による検査を行うべきであろう．腫脹が強く変位を認めればCTを撮影し，鼻骨骨折の有無を確認する．1週間後には鼻骨周囲の腫脹がほぼ消失している

ため，変位の有無がより判別しやすくなる．その際に変位があれば鼻骨骨折整復を検討するとよい．小学校高学年，中学生であれば外来での局所麻酔での整復も可能である．Langenbeck剝離子やWalsham鉗子を用いて整復する．乳幼児や小学校低学年であると全身麻酔下での整復が必要となる．一般的に外来で行われている非観血的整復は，視診と触診を頼りにして行う方法であり確実に整復されているかはわからない．最近は，超音波エコーを用いて整復が確実に行われているかを確認しながら行う方法も報告されている[1]．音響カプラーゲルパッド（音響カップリング素材）を鼻背部におくことで比較的鮮明な画像を得ることができ，整復後に十分に整復できているかを確認できる．整復後，再度CTで確認することは被曝の観点からも一般的ではないと考えるため，エコー下で整復を行うことは今後普及する方法と思われる．術後は処置により鼻出血が多い場合は，ガーゼを挿入することもあるが，筆者は挿入することは少ない．スプリントを用いた外固定も推奨されているが[2]，筆者はさらなる打撲に気をつけるように指導し使用はしていない．

＊ Wada Kota, 〒143-8541　東京都大田区大森西6-11-1　東邦大学医療センター大森病院耳鼻咽喉科，教授

眼窩壁骨折

眼窩に強い衝撃を受けたときに，衝撃を受けた眼球ではなく構造の弱い眼窩壁に圧力が加わり骨折を起こすものである．上方や外側は前頭骨や頬骨など硬い骨からなるため，眼窩内側ないしは下壁の薄い骨に強い圧がかかり，骨折を引き起こすものである[3]．成人の場合は，眼窩下神経の位置を中心に上顎洞内に吹き抜けるように骨折するblowout fracture が多い．しかし，小児においては線状に骨折し，同部位から眼窩内容が逸脱，その後，すぐに柔らかい骨折片が元の位置に跳ね上がり眼窩内容が嵌頓・絞扼される trapdoor type が多い[4][5]．Trapdoor type の眼窩下壁骨折は一見すると骨折を見逃すことが多い．小児で眼窩壁骨折をきたす原因と症状がある場合は，少しでも上顎洞内に軟部陰影があれば trapdoor type の眼窩下壁骨折を疑う必要がある．副鼻腔 CT の骨条件だけでなく軟部条件，場合によってはMRIを用いると下直筋の逸脱がわかりやすい．小児におけるtrapdoor type の眼窩下壁骨折では上下転障害に加え，眼球運動時に強い痛みと吐き気を伴うことが多い[6]．これらは骨折部位に下直筋やその周囲組織が嵌頓・絞扼されるために生じる症状であり，そのため多くの小児が受傷側の眼を閉じていることが多い．これらは外眼筋の毛様体痛が迷走神経刺激を起こし，嘔気や嘔吐が生じるものである[3]．嘔気を訴える患児は早期診断を行い，早期の手術を検討する必要がある．

検　査

1．副鼻腔 CT

副鼻腔 CT は必須である．通常の副鼻腔炎診断のためと異なり眼窩内組織を判断するために3方向ともに骨条件と軟部条件を必要とする．また，小児の眼窩壁骨折は後述するように歯齦部切開によるアプローチ（Caldwell-Luc のアプローチ）が必要となることが多いため，小児の場合は埋没している永久歯の位置確認のため上顎歯まで撮影す

る必要がある．

2．副鼻腔 MRI

必ずしも必要ではないが下直筋の位置が不明な場合は有効である．

3．眼科的検査

小児の場合は開眼において痛みと吐き気が強いため難しいことが多いが，可能であれば視力検査や眼球運動検査（red-green test：HESS screen test）が有用である．Traction test は実際に手術となり，全身麻酔がかかってから術前術後の引っかかり感の差を検査するとよい．

症　例

11歳，女児

【現　症】　朝，横になってごろごろとしていたところ，たまたま母親の踵が右眼に当たってしまった．その後，眼球運動時の痛み，引っかかり感が出現，その後，数回の嘔吐があり当院の眼科を受診，耳鼻咽喉科へ紹介となった．

【副鼻腔 CT】　骨条件では眼窩下壁の骨はスムースであり骨折しているようにはみえないが，涙のような軟部陰影（tear drop sign）がみえる．軟部条件では明らかな下直筋に嵌頓はない（図1）．

【眼球運動】　上転障害と軽度の下転において障害があり（図2），複視を認めた．左右視においては引っかかり感や複視は認めなかった．本症例においては開眼，眼球運動において痛み，吐き気が強いため，視力検査，眼球運動検査は施行しなかった．

上記より，眼窩下壁骨折（trapdoor type）と診断し，同日，全身麻酔下での眼窩下壁骨折整復術を行った．Trapdoor type の骨折のため，内視鏡下での鼻内からのアプローチだけでなく歯齦部切開（Caldwell-Luc のアプローチ）を併用しての手術を行った．まず，通常の ESS の方法で上顎洞を開放し（図3-A），眼窩内容の上顎洞への逸脱を確認した．続いて歯齦部に切開を加え眼窩下神経下方で1.5×1.5 cm ほど上顎洞前壁を開放し，骨折部位を直視で確認できる視野を確保した（図3-B）．

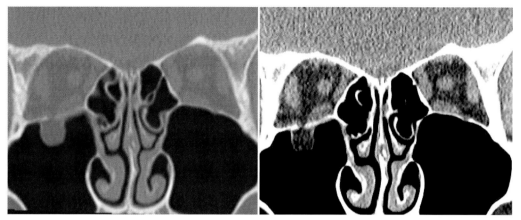

図 1. 副鼻腔 CT
骨条件で上顎洞内に軟部陰影を認めるが，眼窩下壁のラインはスムースである．軟部条件で上顎洞内の軟部陰影は眼窩内脂肪織と同じ density であることがわかる．明らかな下直筋の嵌頓は認めない

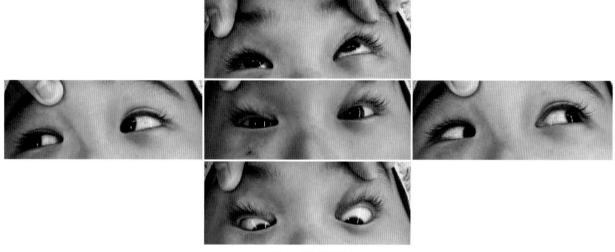

図 2. 眼球運動
右の上転・下転障害を認める．左右視は問題はない

眼窩内容の逸脱部位，骨折部位周囲の上顎洞粘膜を剥離し骨折片を明視下に置いた（図 3-C, D）．逸脱した眼窩内容が眼窩内に押し込めるだけ眼窩下壁骨を切除し，ガーゼを用いて眼窩内容を眼窩内へ陥入させ（図 3-E, F），鼻内から上顎洞へ尿道カテーテルを用いて圧迫固定を行った（図 3-G）．バルーンを通して逸脱していた眼窩内容が眼窩内へ陥入したことが透見できる（図 3-H）．開放した部位の上顎洞前壁骨はボルヒール®を用いて再建し，歯齦部切開部位は吸収糸を用いて縫合した．篩骨洞には小児のため一度で抜去できるようにベスキチンを挿入し手術を終了とした．挿入した尿道バルーンは 10 日程で抜去し退院とした．術後，1 年経過しているが眼球運動障害，引っかかり感，しびれ，眼球陥凹などはなく経過は良好である．

まとめ

小児の鼻骨骨折は親がナーバスになることが多く説明には十分に注意をする必要がある．また，小児眼窩壁骨折は成人と異なり画像診断が難しく，一見すると骨折を見逃しがちである．眼球運動障害，痛み，吐き気などの症状が伴う場合は強く疑う必要がある．Trapdoor type の骨折の場合は外眼筋の壊死を起こす可能性があるため 1, 2 日以内（48 時間以内）に整復を行い，絞扼を解除する必要がある．

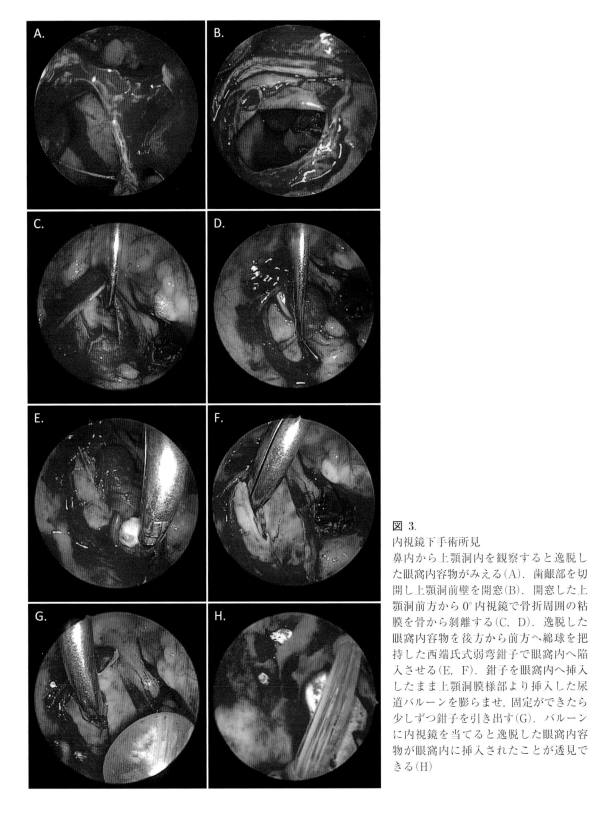

図 3.
内視鏡下手術所見
鼻内から上顎洞内を観察すると逸脱した眼窩内容物がみえる(A). 歯齦部を切開し上顎洞前壁を開窓(B). 開窓した上顎洞前方から 0° 内視鏡で骨折周囲の粘膜を骨から剥離する(C, D). 逸脱した眼窩内容物を後方から前方へ綿球を把持した西端氏式弱弯鉗子で眼窩内へ陥入させる(E, F). 鉗子を眼窩内へ挿入したまま上顎洞膜様部より挿入した尿道バルーンを膨らませ, 固定ができたら少しずつ鉗子を引き出す(G). バルーンに内視鏡を当てると逸脱した眼窩内容物が眼窩内に挿入されたことが透見できる(H)

参考文献

1) 滝本泰光, 丹家佐和子, 増村千佐子ほか：音響カプラーゲルパッドを用いた超音波エコー下鼻骨骨折整復術の有用性の検討. 日耳鼻会報, **120**：907-913, 2017.
   Summary 音響カプラーゲルパッドを用いた超音波エコー下鼻骨骨折整復術の有用性が報告されている.

2) 渡邊 荘：鼻骨骨折. JOHNS, **34**：1283-1286, 2018.

3) 小出良平：眼窩底骨折の診断と治療. 昭和医学会雑誌, **72**：191-202, 2012.

Summary 眼窩底骨折の診断, 治療についてよく解説されている. 特に小児眼窩底骨折における吐き気, 嘔吐反射の機序についても解説されている.

4) 朝日淳仁, 久保田圭一, 原渕保明：小児線状眼窩底骨折の検討 緊急手術の必要性について. 耳鼻臨床, **106**：599-604, 2013.

5) 福島淳一：小児の眼窩壁骨折（white-eyed blow out fracture について）. 耳鼻と臨床, **54**：222-225, 2008.

6) 安 炳文：小児科医でもできる外傷診療 顔面外傷. 小児科診療, **79**：21-26, 2016.

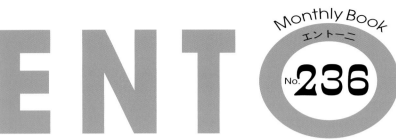

Monthly Book
ENTONI エントーニ
No.236

最新刊

2019年9月　増大号
174頁　定価（本体価格4,800円＋税）

早わかり！
耳鼻咽喉科診療ガイドライン，
手引き・マニュアル―私の活用法―

編集企画　順天堂大学名誉教授　**市川銀一郎**

すでに精読した先生方は内容を再確認するため、またこれから読もうとする
先生方にはまずその概略を知っていただくために、各分野に造詣の深い先生
方に解説いただき、私の利用法も掲載！！

☆ CONTENTS ☆

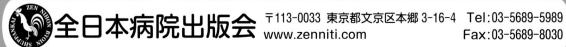

全日本病院出版会　〒113-0033　東京都文京区本郷 3-16-4　Tel：03-5689-5989
www.zenniti.com　　　　　　　　　　　　　　　　　　Fax：03-5689-8030

MB ENT, 242：45-49, 2020

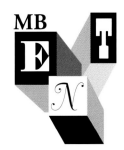

◆特集・小児のみみ・はな・のど救急対応―治療と投薬―

小児の咽頭疾患(除く異物)

上村明寛[*1]　坂東伸幸[*2]

Abstract　小児における救急対応を要する咽頭疾患の中で咽頭外傷は1～2歳児に多く，そのほとんどは軽微な粘膜損傷にとどまる．しかし，器物の刺入方向，損傷部位により時に致命的になることを留意し診療にあたる．十分な問診と器物の確認，口腔・咽頭と全身状態を診察したうえでCT検査を行い，異物遺残があれば，全身麻酔下に摘出する．軽度の咽頭損傷以外の何らかの異常所見があれば入院管理とし，抗菌薬を投与する．急性咽頭・扁桃炎においてA群β溶血性レンサ球菌が起炎菌の場合，重症化しやすく続発症も知られており，迅速診断キットを用いた診断とペニシリン系抗菌薬の投与による治療を行う．

Key words　小児(child)，咽頭外傷(pharyngeal trauma)，歯ブラシ(toothbrush)，急性咽頭・扁桃炎(acute pharyngotonsillitis)，A群β溶血性レンサ球菌(group A β-hemolytic streptococcus)

はじめに

小児における救急対応を要する咽頭疾患には咽頭外傷と急性咽頭・扁桃炎が挙げられる．咽頭外傷は就学前の小児に多く，軽微なものも含めると日常的に多くみられる．しかし，割り箸の頭蓋内損傷による死亡事例が社会的に注目されたように，診察後に急変する可能性があることを念頭におき対応することが必要である．本稿では我々が経験した歯ブラシによる咽頭外傷例を提示し，疾患の特徴や治療につき概説した．あわせて急性咽頭・扁桃炎に対する診断や治療についても解説する．

咽頭外傷

咽頭外傷は就学前，特に歩行機能の発達途上にある1～2歳児に多くみられ，器物を加えたまま転倒した際に起きやすい．原因となる器物は歯ブラシ，棒，箸，玩具，筆記具の順に多いとされている(図1)[1]．多くの場合，咽頭粘膜の表在性損傷のみにとどまり経過観察で対応可能である．しかし，損傷部位，器物の刺入方向や深さによって時に致死的な状態になりうることから初期対応には慎重を要する．また，損傷で気腫を形成したのちに膿瘍を形成することもある[2]．損傷部位は軟口蓋が最も多いとされ，次に頬粘膜，硬口蓋と続く[1]．器物の刺入部位によって多様な合併症を起こし得る．頬粘膜からの刺入で耳下腺管や翼突筋の損傷，口腔底からの顎下腺管，舌神経，舌下腺の損傷，咽頭側壁からは副咽頭間隙を走行する迷走神経や内頸動脈の損傷，内頸動脈血栓症，副咽頭間隙膿瘍，縦隔膿瘍も報告されている[2)～6]．軟口蓋や硬口蓋から頭側に深く刺入された場合，頭蓋内損傷，髄膜炎が危惧される[5)7]．咽頭後壁に深い損傷が生じた場合は脊髄損傷の可能性もあり得る．以下に自験例を提示する．

*1 Uemura Akihiro，〒080-0833 北海道帯広市稲田町基線7-5　社会医療法人北斗 北斗病院 耳鼻咽喉科・頭頸部外科
*2 Bandoh Nobuyuki，同病院，副院長

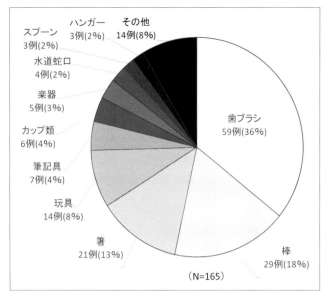

図 1. 受傷の原因となった器物
（大久保らの検討結果を一部改変[1]）

カップ類 6例(4%)
筆記具 7例(4%)
玩具 14例(8%)
箸 21例(13%)
楽器 5例(3%)
水道蛇口 4例(2%)
スプーン 3例(2%)
ハンガー 3例(2%)
その他 14例(8%)
歯ブラシ 59例(36%)
棒 29例(18%)
（N=165）

症 例

3歳3ヶ月，女児

【現病歴】 自宅で長さ15 cm の歯ブラシ（図2-a）をくわえたまま転倒し啼泣した．その後，不機嫌な状態が続いたため同日当科を受診した．刺入した歯ブラシはすでに抜けており，歯ブラシ自体に破損はなかった．診察所見は右口角に擦過傷を認め，口蓋垂基部左外側に粘膜裂傷，発赤を認めたが出血は認めなかった（図2-b）．左頸部の軽度腫脹を認めた．

【検査所見】 喉頭ファイバースコピーで左咽頭後壁に損傷を認めたが，喉頭に異常はみられなかった．画像所見においては頸部 CT 画像で咽頭後間隙および副咽頭間隙から上縦隔にかけて気腫を認めた（図2-c，d）．

【治療経過】 入院管理で絶飲食とし，補液と抗菌薬（アンピシリン/スルバクタム：ABPC/SBT：150 mg/kg/日を4回に分けて点滴静注）を開始した．全身状態は悪化なく経過し，受傷5日目に頸部 CT において気腫の改善を認め，食事摂取を再開した．受傷7日目に退院となった．

問診と検査

保護者から受傷時の状況を詳細に問診するが，保護者の目の届かない所で受傷している場合，詳細な情報が得られないこともある[2]．原因となった器物の確認が必要であるが，器物の先端が欠けているときは遺残を疑う．その場合，同一の器物を保護者に確認する．咽頭外傷のある小児では診

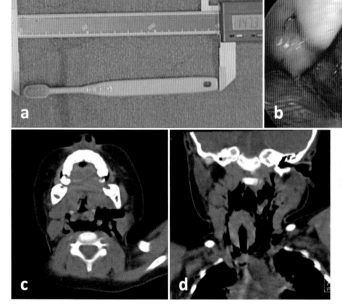

図 2.
咽頭外傷（3歳，女児）
　a：刺入した歯ブラシ
　b：口蓋垂基部左側に粘膜擦過傷を認めた（矢頭）
　c，d：頸部単純 CT で咽頭後間隙および副咽頭間隙から上縦隔にかけて気腫を認めた

察に非協力的であることが多いが，速やかに咽頭所見をとる．損傷部位，創の大きさ，出血や異物の有無の確認に加え，歯芽損傷の有無も診る．ここで，創の大きさと重症度とが必ずしも関連しないことに留意する[2]．開口障害や頸部腫脹や色調，気腫の有無を確認する．また，意識状態や発熱の有無，呼吸状態など全身状態の把握も重要である．

可能であれば喉頭ファイバースコピーで損傷部位の確認や発赤腫脹の有無，喉頭浮腫の有無を観察する．咽頭損傷が軽微であっても単純CTの施行が勧められており，気腫や異物遺残の有無の確認に有用である[8]．受傷後数日経過し，頸部腫脹，発赤，発熱など膿瘍の疑いがある場合は造影CT，血液検査が必要である．造影CTで内頸動脈損傷が疑われる場合には血管造影検査を追加して損傷の詳細な評価を行うことが推奨されている[9]．

咽頭外傷の対応

1．器物の確認と摘出

外傷の原因となった器物は通常自然に脱落するか，患児もしくは保護者が抜去していることがほとんどである．しかし，器物が刺さったままの状態や異物が遺残し明視下に置けない場合もあり得る．CT画像で異物を認めた場合，その介在部位と血管や主要臓器との位置関係を確認し摘出を検討する．深部への操作が必要な場合は摘出時の出血に備えて全身麻酔下での摘出が望ましい．歯ブラシによる咽頭外傷の多くは食後の時間帯に受傷するため，患者がfull stomachである可能性が高く，嘔吐や誤嚥に十分に注意する必要がある．脱落せず刺さったままで長く突出している場合は術前にあらかじめ短く切断しておく．器物は経口的に摘出可能な場合が多いが，上咽頭に箸の先端が遺残した症例では経鼻内視鏡下で，頸動脈近くに箸異物が遺残した症例では頸部外切開で摘出された報告がある[10]．副咽頭間隙の箸異物例ではナビゲーションシステムを用いた摘出も報告されている[11]．異物摘出後の創の縫合については多くの場合で必要はなく，数日の内に肉芽で閉鎖するとされる[9]．

2．保存的治療

異物遺残がなく，軽度の咽頭損傷のみで帰宅する場合であっても，保護者が常に見守り，変化があれば即座に再診するよう十分に説明する．入院の判断基準として，神経学的異常所見がない，血管損傷の疑いがない，副咽頭間隙や咽頭後間隙へ損傷が及んでいない，画像検査上異常がない，異物遺残がない，急変時の対応方法などに関する両親の理解度が高い，などのうち1つでも要件を満たしていなければ入院が望ましいとする報告がある[4]．これらに加えて，発熱や炎症反応上昇も判断材料にすべきと考えられる．自験例では頸部腫脹と頸部CTで気腫を認めたため，即座に入院管理が必要と判断した．入院管理では絶飲食と体重や全身状態を考慮した補液，抗菌薬の投与を開始するが，小児科医とも連携を取ることも重要である．咽頭外傷における感染予防のための抗菌薬を示したガイドラインは存在しないが，局所感染の起炎菌としてA群β溶血性レンサ球菌（A群β溶連菌），インフルエンザ菌の他に*Fusobacterium*属，*Prevotella*属，*Peptostreptococcus*属といった嫌気性菌によるものが考えられる．このため，βラクタマーゼ産生菌や嫌気性菌に感受性がある抗菌薬の投与が必要であり，中枢神経系の損傷を疑う場合は髄液移行性のある抗菌薬を選択することが重要となる．咽頭外傷例ではABPC/SBTまたはカルバペネム系抗菌薬を投与したとする報告が多いが，感染徴候が明らかでなければ，通常カルバペネム系抗菌薬を投与する必要はない．抗菌薬の投与期間と経口摂取の再開時期は，局所所見と画像検査で気腫や腫脹の改善を確認し，血液検査結果も含めて総合的に判断する．一方，気腫の消失までは抗菌薬の投与を継続するべきとの報告もある[9]．自験例ではABPC/SBT投与を5日間施行し，膿瘍を形成せず良好な結果が得られた．

3．膿瘍形成時の対応

受傷後5〜7日で膿瘍が形成されやすいとされる[2]．特に，歯ブラシによる受傷は他の器物損傷と比較し膿瘍形成の可能性が高いとされ，その形

表 1. A群β溶連菌とウイルス性咽頭・扁桃炎の特徴

A群β溶連菌性	ウイルス性
突然の咽頭痛	結膜炎
年齢 5〜15 歳	鼻炎
発熱	咳嗽
頭痛	下痢
嘔気・嘔吐・腹痛	嗄声
咽頭・扁桃の炎症	癒合しない潰瘍性口内炎
斑状で滲出性の咽頭・扁桃所見	ウイルス性発疹
口蓋の点状出血	
前頸部リンパ節腫大	
冬季や初春	
患者との接触	
猩紅熱様の発疹	

表 2. Centor と McIsaac の基準

Centor の基準	
発熱 38℃以上	1 点
咳がない	1 点
圧痛を伴う前頸部リンパ節腫脹	1 点
白苔を伴う扁桃炎	1 点

McIsaac の基準	
Centor の基準に加えて	
3〜14 歳	1 点
15〜44 歳	0 点
45 歳〜	−1 点

4 点以上の場合は A 群 β 溶連菌感染の
可能性が高いとされる

成率は 10 倍高いと報告されている[2]．その理由として歯ブラシは口唇や歯芽で防御されることなく，外力が直接伝わり，深部に刺入しやすいこと，ブラシの部分に口腔内細菌が大量に付着していることが指摘されている[2]．膿瘍形成時には通常の咽後膿瘍や扁桃周囲膿瘍と同様に切開排膿を原則とする．

急性咽頭・扁桃炎

小児の急性咽頭・扁桃炎は日常臨床でよく遭遇し，時に重症化することもある．原因病原体として大きく細菌性とウイルス性に分かれ，細菌性はA群β溶連菌，黄色ブドウ球菌，インフルエンザ菌，モラクセラ・カタラーリス，肺炎球菌が主な原因菌として知られ，ウイルス性はアデノウイルス，エンテロウイルス，EB ウイルス，インフルエンザウイルスなど様々なウイルスが原因となる．乳児例ではウイルス性の割合が高いとされる．

A群β溶連菌性咽頭・扁桃炎

A群β溶連菌性咽頭・扁桃炎は重症化しやすく，扁桃周囲膿瘍などの化膿性続発症やリウマチ熱や急性糸球体腎炎などの非化膿性続発症の原因となる．また，抗菌薬を適切に投与すれば続発症を予防可能であることから最も重要な起炎菌である[12]．学校安全保健法では抗菌薬治療開始後 24 時間を経て全身状態がよければ登校可能とされている．米国感染症学会が公開している「A 群 β 溶連菌咽頭炎の診断と治療のためのガイドライン」で示された A 群 β 溶連菌咽頭炎とウイルス性咽頭炎の特徴を示した表を別掲する（表1）[13)14]．この他にも A 群 β 溶連菌感染による急性咽頭・扁桃炎の可能性を判断する基準としては Centor の基準や McIsaac の基準が挙げられる（表2）[15]．これらの基準にて 4 点以上の場合は A 群 β 溶連菌感染の可能性が高いとされる．臨床上，A 群 β 溶連菌感染症を疑う場合や周囲での流行がある場合は迅速診断キットによる検査を行い，陽性であれば抗菌薬を投与する（図3）[12)14]．治療の基本はペニシリン系抗菌薬であり，アモキシシリンであれば10日間投与する．またはセファロスポリン系抗菌薬 5日間投与も選択肢として考慮される．

ウイルス性咽頭・扁桃炎

代表的なものとしてアデノウイルス感染によるものがあり，これは発熱，咽頭・扁桃炎，結膜炎の 3 主徴がみられる咽頭結膜熱の起炎ウイルスでもある．視診上，白色線状または点状の滲出物が発赤腫脹した口蓋扁桃上にみられ，咽頭後壁に累々としたリンパ濾胞がみられる．アデノウイルス感染症を疑い，周囲で流行している場合は咽頭ぬぐい液を用いた迅速診断キットで診断する．その他，ヘルパンギーナや手足口病の原因となるエンテロウイルスによる咽頭・扁桃炎が知られているが，迅速診断キットが発売されていないことから臨床症状で診断し，対症療法となる．また，急

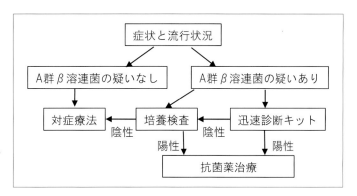

図 3.
急性咽頭・扁桃炎の診断・治療アルゴリズム
（文献 12, 14 より）

性咽頭・扁桃炎を呈するウイルス感染症として伝染性単核球症も知られており，血液検査で異型リンパ球やトランスアミラーゼの上昇を呈する場合は念頭におく必要がある．

おわりに

小児の救急対応を要する咽頭疾患として咽頭外傷と急性咽頭・扁桃炎について概説した．いずれも対応の遅れが重症化に繋がり，治療期間の遷延や続発症を起こすこともあるため，迅速に対応することが重要である．

謝　辞：提示した症例は北見赤十字病院で経験した症例であり，指導していただいた金井直樹先生，和田哲治先生に深謝いたします．

参考文献

1) 大久保雅基，横林敏夫，清水　武ほか：歯ブラシによる幼児の口腔軟組織損傷例の臨床統計的観察．日口外誌, **51**：630-633, 2005.
2) 山本　潤，黒田　徹：歯ブラシによる口腔・咽頭外傷5例の検討．小児耳, **32**：393-400, 2011.
Summary　歯ブラシによる咽頭損傷は深部に刺入しやすく，ブラシに口腔内細菌が多量に付着しており膿瘍形成率が高い．
3) 小崎寛子，平塚宗雄，中村直也ほか：咽頭刺傷から咽後膿瘍，咽後気腫，縦隔炎等を引き起こした小児の3症例．日気食会報, **40**：320-328, 1989.
4) 当麻美樹，高岡　諒，平方栄一ほか：口腔内挫創の臨床的検討—とくに画像診断と治療方針に関して—．日臨救医誌, **8**：221-230, 2005.
5) 原　恵子，畠　将晃，高柳博幸ほか：口腔内外傷後に続発した内頸動脈閉塞症例．耳鼻臨床, **100**：555-558, 2007.
6) 小山新一郎，中野文子，原田生功磨ほか：口腔咽頭歯ブラシ外傷の臨床的検討．口咽科, **23**：133-137, 2010.
7) 前田晴子，篠田　現，黒木茂一ほか：焼き鳥の串による口腔内外傷が原因と考えられる Streptococcus salivarius 髄膜炎の1例．感染症誌, **76**：72-75, 2002.
8) 大原卓也：耳鼻咽喉科疾患に対する薬物療法．MB ENT, **218**：149-155, 2018.
9) 森　安仁，上羽瑠美，橘　澄ほか：歯ブラシにより重篤な合併症を生じた口腔・咽頭外傷．日耳鼻, **120**：932-938, 2017.
Summary　歯ブラシによる口腔咽頭損傷は小児に多く，深頸部や頭蓋内損傷の可能性もある．局所所見が軽微でも CT などの画像評価を行うべきである．
10) 天津久郎，金村信明，木下彩子ほか：口腔より箸が頭頸部深部に刺入した小児2症例．小児耳, **39**：56-63, 2018.
11) 米田理葉，花澤豊行，鈴木猛司ほか：摘出にナビゲーションシステムが有用であった小児副咽頭間隙器物の1例．頭頸部外科, **26**：401-405, 2016.
12) 林　達哉：小児耳鼻咽喉科感染症の論点．小児耳, **36**：306-311, 2015.
13) Barbosa Junior AR, Oliveira CD, Fontes MJ, et al：Diagnosis of streptococcal pharyngotonsillitis in children and adolescents：clinical picture limitations. Rev Paul Pediatr, **32**：285-291, 2014.
14) Bisno AL, Gerber MA, Gwaltney JM Jr, et al：Practice guidelines for the diagnosis and management of group A streptococcal pharyngitis. Clin Infect Dis, **35**：113-125, 2002.
15) McIsaac WJ, Kellner JD, Aufrich P, et al：Empirical validation of guidelines for the management of pharyngitis in children and adults. JAMA, **291**：1587-1595, 2004.

好評増刊号!!

Monthly Book
ENTONI
エントーニ
No.
231

2019年4月増刊号

耳鼻咽喉科医が頻用する
内服・外用薬
—選び方・上手な使い方—

編集企画　松原　篤（弘前大学教授）
164 頁，定価（本体価格 5,400 円+税）

日常の外来診療で遭遇する疾患を取り上げ，内服・外用薬の選び方・使い方・注意点など
わかりやすく解説！是非知っておくと役立つ他科専門医からのアドバイスも掲載！！

☆ CONTENTS ☆

全日本病院出版会
〒113-0033 東京都文京区本郷 3-16-4　Tel:03-5689-5989
www.zenniti.com　Fax:03-5689-8030

MB ENT, 242 : 51-55, 2020

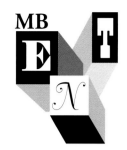

◆特集・小児のみみ・はな・のど救急対応─治療と投薬─

小児の喉頭疾患

田山二朗*

Abstract 小児の喉頭の構造は声門下部が狭く，粘膜固有層の結合組織が疎でリンパ網が発達しているため，急性炎症により容易に浮腫をきたし気道狭窄による呼吸困難を生じやすい．下気道の炎症が併発すると呼吸困難はさらに増悪する．また，自ら症状を訴えることが難しく，嗄声，喘鳴などの他覚的な症状による早期発見が重要である．診断には喉頭内視鏡検査が必須で，細径で解像度の高い電子内視鏡を用いたビデオ記録による詳細な観察と供覧が役立つ．喉頭外傷では外損傷は稀で，気管挿管や喉頭手術による医原性の内損傷がほとんどである．急性炎症の中でも急性声門下喉頭炎は重篤な呼吸困難を生じる恐れがあるため注意が必要であり，呼吸困難の程度に応じ気道管理も含めた適切な治療を行う．

潜在していた喉頭疾患が，急性炎症をきっかけとして発見されることもある．急性期の治療後に疾患に応じた治療を行うが，喉頭機能を考慮し成長に応じた長期的な治療計画を検討する．

Key words 嗄声(hoarseness)，呼吸困難(dyspnea)，喉頭外傷(laryngeal trauma)，急性声門下喉頭炎(acute subglottic laryngitis)，気道確保(airway management)

はじめに

小児の疾患全般に言えることではあるが，小児は自覚症状を訴えることが難しいため，他覚的な症状により判断せざるを得ない．このため，成人に比べ病態は重症化しやすい傾向にある．特に，喉頭疾患においては成人に比し呼吸困難を引き起こしやすく，急激に重症化する恐れもあるため十分な注意が必要である．また，以前より存在していた喉頭疾患が，急性炎症をきっかけとして発見される場合もある．診断には内視鏡を用いた十分な観察が必要となる．

注意すべき症状と診断

1．症　状

喉頭は，呼吸・嚥下・発声機能に関与する器官であり，したがってこれらの障害が症状として出現する．前述したように自ら症状を訴えることが

難しく，嗄声や喘鳴，呼吸困難，重篤な場合にはチアノーゼなどの他覚的症状から医療機関を訪れることが多い．また，下気道の炎症を合併することも多く，軽度の場合には気管支炎や喘息として治療されていることもある．

2．診　断

喉頭内視鏡検査が必須であるが，指示に従わず，体動，啼泣，嚥下動作，後鼻漏や唾液などの分泌物により観察が困難であることが多い．検査前に鼻処置，鼻腔内麻酔を丹念に行い，介助者が頭部をしっかり固定して検査を行う．細径の喉頭ファイバースコープは挿入しやすいが，画面が小さく解像度も不良である．細径でかつ高解像度の電子内視鏡を用いるとより鮮明な画像が得られる．声帯まで詳細に観察できる瞬間は極めて短いため，ビデオ記録を行うことが望ましい．検査後に見直すことでより正確な診断が可能となり，かつ保護者への供覧や説明にも役立つ．また，必要

* Tayama Niro, 〒162-8655 東京都新宿区戸山1-21-1 国立国際医療研究センター耳鼻咽喉科・頭頸部外科，科長

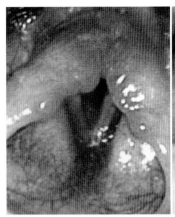

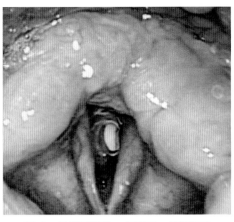

a．安静呼吸時　　　　　　　　　b．発声時

図 1．気管挿管後の左声帯麻痺

図 2．長期挿管後の声門下〜気管狭窄
下方に気管カニューレが観察される

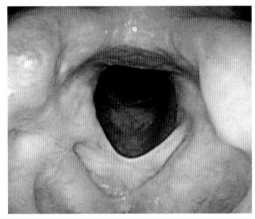

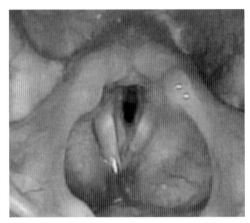

図 3．喉頭乳頭腫治療後の瘢痕形成
YAG レーザーにて数回の焼灼治療を行った

図 4．急性声門下喉頭炎
声門下の腫脹により気道狭窄をきたしている

に応じて全身麻酔下に喉頭を直達鏡や軟性内視鏡
で観察する.

疾　患

1．喉頭外傷

喉頭外傷は，外部から受傷する外損傷と，内腔
からの受傷による内損傷に区別される．喉頭は，
前方は前屈した下顎，下方は鎖骨，後方は頸椎に
より保護され，種々の筋肉により保持され側方へ
の可動性に富んでいることなどから比較的外傷を
受けにくい器官である．外損傷は交通事故や産業
災害，スポーツなどが主たる原因となるため，小
児ではごく稀である．一方，内損傷は，気管挿管
や喉頭手術などの医原性に生じる可能性があり，
小児の全身麻酔手術，長期挿管などによる声帯損
傷，声帯麻痺（図1），披裂軟骨脱臼，声門下狭窄

（図2），喉頭手術による瘢痕狭窄（図3）などがみら
れる．このような病態は受傷直後には気づかれる
ことは少なく，嗄声や呼吸困難が継続することか
ら専門医を受診することで発見される場合が多
い．薬物治療は無効であるため，手術療法となる
が，治療困難で複数回の手術を施行することも多
く，呼吸困難が高度な場合には気管切開での気道
管理も必要になる．いずれにしても喉頭機能を考
慮しながら成長に合わせた治療計画を立てる.

2．急性炎症

小児喉頭は声門下部が狭く，粘膜固有層の結合
組織が疎でリンパ網が発達しているため浮腫をき
たしやすいことから，成人に比して気道狭窄のリ
スクが高い.

1）急性声門下喉頭炎（仮性クループ）（図4）

3ヶ月〜3歳の幼児に多くみられ，パラインフル

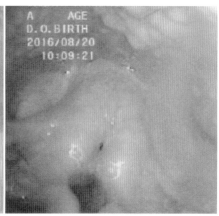

図 5.
喉頭軟弱症
　a：呼気時
　b：吸気時（披裂部が
　　　引き込まれている）

エンザウイルス，インフルエンザウイルス，麻疹ウイルス，アデノウイルス　RS ウイルスなどのウイルス感染が原因であり，感冒様症状の数日後に出現する．夜間に喘鳴，犬吠用咳嗽，吸気性呼吸困難を訴えることが多く，重症例では鎖骨上窩や胸骨上部の陥凹，チアノーゼを呈する．喉頭内視鏡検査で声門下腔の発赤と腫脹を認め，声帯があたかも二段になったような所見となる．

2）急性喉頭蓋炎

喉頭蓋に限局した化膿性炎症であり，口腔内常在菌やインフルエンザ菌などの細菌感染によって生じる．本邦では成人が大半であり，小児例は少ないとされている．初期には発熱や嚥下痛が主症状であるが，喉頭蓋の腫脹が高度になると呼吸困難をきたし，特徴的な含み声を呈する．喉頭所見に比して咽頭所見に乏しいため見逃される危険があり，嚥下痛や呼吸困難を訴える時には本症を疑い喉頭内視鏡検査を行う．喉頭所見では喉頭蓋の発赤・腫脹を認め，披裂部の腫脹が加わると呼吸困難はより高度になる．呼吸困難は急激に悪化することもあるため，入院治療を原則とする．

治療について

1．急性期の治療

喉頭蓋炎などの細菌感染症にはインフルエンザ菌やレンサ球菌などに感受性を持つペニシリン系やセフェム系の投与を行う．深頸部感染症を合併する場合には嫌気性菌に感受性を持つ抗菌薬を併用する．嚥下痛が強い場合には経口摂取が困難となるため，血管ルートを確保して，補液とともに抗菌薬などを投与する．浮腫性変化に対しては，トラネキサム酸やステロイドの投与，ステロイドおよび血管収縮薬の吸入を行う．

気道狭窄の状況に応じて，適切な気道確保を行う．小児においては緊急の輪状甲状間膜切開や気管切開は困難であるため回避すべきであり，気管挿管が第一選択となる．

2．基礎疾患の治療

急性炎症を機会に，嗄声や呼吸困難が増悪することで，潜在的な喉頭疾患が発見されることがある．以下に嗄声や呼吸困難などをきたす小児の喉頭疾患を取り上げる．それぞれの疾患に応じて治療を行うが，喉頭機能に考慮しつつ，場合によっては成長に応じた長期的な治療計画を立てる必要がある．

1）喉頭軟弱症（図5）

先天性喘鳴の原因として頻度の高い疾患であるが，出生後数週を経て，哺乳時や号泣時に喘鳴が増強することで気づかれる．喉頭が小さいこと，喉頭上部組織が脆弱であることが原因であり，喉頭内視鏡検査で，喉頭蓋，披裂部，披裂喉頭蓋ひだが吸気時に喉頭内に倒れ込む所見が認められる．吸気性の高調な喘鳴で，号泣，怒責で増強し，チアノーゼ，呼吸困難などを起こすが，高度な場合には肋間腔の内陥や漏斗胸を呈する．

ほとんどが軽症例であり，2歳頃までに次第に消失することが多く，経過観察だけを要する．中等症では，哺乳困難や哺乳時の誤嚥や嘔吐などに注意する必要がある．重症例は稀であるが，気管挿管や気管切開，声門上部構造の部分切除などの

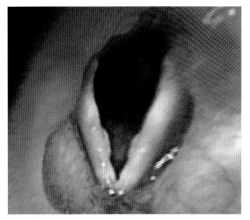

図 6. 声帯結節
経過観察のためにも画像記録は重要になる

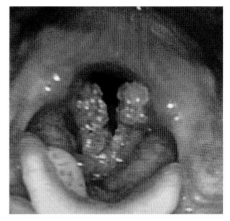

図 7. 喉頭乳頭腫
カリフラワー状の特徴的所見から
診断可能である

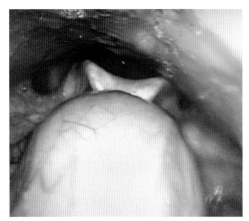

図 8. 正中頸囊胞の舌根部型
喉頭蓋囊胞や異所性甲状腺腫との鑑別を
要する

外科的治療を行う場合もある.

2）小児声帯結節（図6）

声の乱用が原因となり，両側の声帯膜様部中央に結節性病変を生じ，嗄声を引き起こす．炎症が治まり，発声状況が改善されれば，病変の消失も期待できるため，保存的治療を先行させ，コントロール困難な場合に手術療法に移行することが治療の基本であり，以下の項目を組み合わせる.

① **消炎治療**：消炎薬，ステロイドの内服や吸入を行う.

② **声の衛生**：大声，無理な発声や長時間の声の使用を控える，ほこりや乾燥を避ける，騒音環境での会話を控えるなど，声帯に悪影響を与える環境を避ける.

③ **音声訓練**：言語聴覚士により正しい発声法を

指導する.

④ **手術治療**：声帯結節を切除する．通常全身麻酔下に直達喉頭鏡を挿入し顕微鏡や内視鏡を用いて行われる.

しかし，小児においては嗄声の自覚に乏しく，声の衛生や発声指導を行うことも難しい．発声環境の改善も期待できないことが多いため手術を行っても再発の可能性が高くなる．一方，成長に伴う喉頭の発達，生活環境の変化による発声状況の変化などにより，長期的には消失することが多いとされており，治療を積極的に行うというよりは，経過観察にとどまることが多い.

3）喉頭乳頭腫（図7）

ヒトパピローマウイルス（HPV）の6型および11型により引き起こされる良性腫瘍である．思春期以前に発症する若年型と思春期以降に発症する成人型に分類される．若年型は経腟分娩中にHPV感染した産道を通過することにより感染する垂直感染が原因であり，多発性で，再発しやすく，難治性と言われている．喉頭内視鏡検査によりカリフラワー状，金平糖状の特有の所見からほぼ診断は可能であり，病理組織検査により確定診断される.

根治的治療法はなく，手術療法が主体となり，直達喉頭鏡下にCO_2レーザー，YAGレーザーなどを用いた切除・蒸散が行われるが，再発率が高く，複数の手術が必要となる症例が多い．手術にあ

たっては，可能な限り呼吸や音声などの喉頭の機能温存に努める．

4）囊胞性疾患（図8）

喉頭の囊胞性疾患は稀であるが，発生場所により嗄声や呼吸困難などが生じうる．図8は甲状舌管囊胞の舌根部型である．喉頭蓋囊胞や異所性甲状腺との鑑別のために，CT や MRI 検査が必要である．治療は内視鏡下に囊胞を完全に摘出術することが望ましいが，困難な場合には囊胞開放術にとどめる．

MB ENT, 242：56-64, 2020

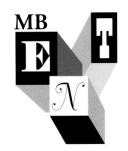

◆特集・小児のみみ・はな・のど救急対応—治療と投薬—

小児にみられる頸部腫脹

有本友季子*

Abstract　小児にみられる頸部腫脹には広範な鑑別疾患がある．最も多いのは感染に起因した頸部リンパ節の腫脹であり，小児に多い急性中耳炎や急性上気道炎などに伴う反応性のリンパ節腫脹であるが，他に細菌やウイルス感染を契機としたリンパ節炎があり，中にリンパ節膿瘍を形成するものがある．頸部リンパ節膿瘍は0歳台の顎下間隙のものが多く，切開排膿と抗菌薬静注療法の併用で改善をみることが多い．顎下間隙の頸部リンパ節膿瘍では全例 methicillin-sensitive *Staphylococcus aureus*（MSSA）が検出された．他に咽後膿瘍や副咽頭間隙膿瘍などもあるが，小児のリンパ節炎や深頸部膿瘍では MSSA や *Streptococcus pyogenes* の関与が多く，感受性のある抗菌薬選択を行う．他に小児では，側頸膿瘍や嚢胞状リンパ管腫などの先天性疾患に感染を生じて頸部腫脹を呈する例に遭遇しやすく注意が必要である．稀に気道確保が緊急で必要となる例や悪性疾患もあるため，小児科医と連携して迅速な対応が求められる．

Key words　頸部リンパ節腫脹（cervical lymphadenopathy），頸部リンパ節炎（cervical lymphadenitis），頸部膿瘍（neck abcess），川崎病（Kawasaki disease），血管性浮腫（angioedema）

はじめに

　小児で頸部腫脹を呈する疾患には様々あるが，患児の年齢や経過，状況などから鑑別疾患が思い浮かぶようにしておくと患児を診た時に慌てずに対処しやすい．頸部腫脹を呈する疾患の中には，気道への影響を生じるものがあり，迅速な診断，対応が求められる．万が一，窒息の危険を生じうると判断される場合には，気道確保をすぐに行えるよう整えたうえで鑑別のための精査に臨む慎重さも要求される．呼吸以外にも摂食嚥下へ影響を生じることもある．深頸部膿瘍では，周囲への炎症波及が懸念されることもある．当科症例や過去の文献を通じて，小児の頸部腫脹の特徴，主な鑑別疾患の理解を深め日々の診療に活かしたい．

小児にみられる頸部腫脹を呈する疾患

　小児で頸部腫脹を呈す疾患は様々あるが，鑑別診断を行うにあたっては問診も重要で（表1），必要な情報を得ることで下記に記すような疾患の鑑別に繋がる．

　小児の頸部腫脹は感染に伴うものが多くみられ，日常診療では頸部リンパ節炎による頸部リンパ節腫脹が最も多い．通常直径1cm までは正常のリンパ節で，これを超えるリンパ節はリンパ節腫脹と捉えられる．

　日常診療で多く遭遇する頸部リンパ節腫脹は，感染に起因したものである．感染に起因したリンパ節腫脹では通常圧痛を伴う．中でも最も多いのが，急性中耳炎や急性鼻副鼻腔炎，急性扁桃炎などの上気道炎，齲歯などに伴う反応性の頸部リンパ節炎である．細菌やウイルスの感染による頸部リンパ節炎があり，炎症が高度なものでは膿瘍形成することがある．感染による頸部リンパ節腫脹で代表的なものに EB ウイルス感染による伝染性単核球症がある．頻度は低いが，猫ひっかき病な

＊ Arimoto Yukiko, 〒266-0007　千葉市緑区辺田町579-1　千葉県こども病院耳鼻咽喉科，部長

表 1. 小児の頸部腫脹における問診のポイント

① 発症時期はいつか
② 発症時もしくは発症前に感冒様症状など, 体調の変化はなかったか
③ 腫脹はび漫性か, 発赤を認めるか
④ 腫瘤を触れるか, 触れる場合には占拠部位
⑤ 腫脹の増強や腫瘤の増大の有無, 急速な増大か, 緩徐か
⑥ 腫脹部位や腫瘤の圧痛の有無
⑦ 腫脹部位や腫瘤の弾性について　柔らかいか, 硬いか, 波動を触れるか
⑧ 腫瘤がある場合には可動性の有無
⑨ 腫脹部位周囲にリンパ節腫脹を触知するか
⑩ 全身状態はどうか(機嫌不良の有無, 発熱の有無, 呼吸状態(安静時, 運動時の呼吸困難やいびき, 無呼吸など), 摂食嚥下の状態(哺乳不良や摂食不良等嚥下困難など), 体重の変化, 倦怠感など日中の活動性の変化, 発汗など)
⑪ ペットの有無や猫などとの接触の有無
⑫ 歯ブラシを刺すなどの咽頭外傷の既往の有無

a | b

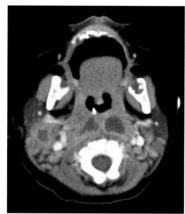 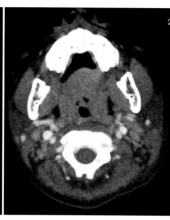

図 1.
咽後膿瘍と川崎病の造影 CT 所見の比較
(咽後間隙の低吸収域の違い)
　a：咽後膿瘍
　b：川崎病

どの特殊感染症によるものもあり問診が重要である.

　また, 小児で比較的頻度の高いものに川崎病がある. 初発症状として頸部リンパ節腫脹がみられ, 経過の中で徐々に臨床徴候がそろい川崎病の診断に至る症例も多い. 川崎病症例では頸部痛を訴え, 斜頸を呈する症例に遭遇することも稀ではない. 川崎病では CT 検査で咽後間隙に低吸収域がみられ, 咽後膿瘍との鑑別が必要になることがある. 咽後間隙の正中部には隔壁があるので, 典型的な咽後膿瘍では, 咽後間隙の低吸収域は辺縁に造影効果を認めることが多く正中を越えない.
しかし, 川崎病では咽後間隙の低吸収域は左右にまたがってびまん性に認めることが多く, 咽後膿瘍に比べやや不鮮明な低吸収域を呈し(図1), 通常膿汁の貯留はみられない.

　0 歳台の乳児では, 顎下部や上頸部(耳下部)のリンパ節膿瘍が多い. 同部位の頸部リンパ節が頸部リンパ節炎の状態から経過中に膿瘍となり発赤

腫脹を呈するようになる. 造影 CT や超音波検査などで膿瘍の所見を認めたら, 超音波ガイド下に穿刺吸引し膿汁が確認されたら切開排膿を行い起炎菌の確認を行う. 起炎菌の感受性から適切な抗菌薬を選択投与し, 切開部位から洗浄を反復することで改善をみる例が多い. ほとんどの頸部リンパ節腫脹症例は適切な抗菌薬治療や経過観察で改善がみられるが, 中には頸部リンパ節腫脹が遷延化するものもある. 必要時はリンパ節生検を行い, 組織学的検査にて自己免疫性リンパ増殖症候群(ALPS)や亜急性壊死性リンパ節炎(菊池病), IgG4 関連疾患(Castleman 病)の診断となるものもある.

　小児では, 頸部嚢胞状リンパ管腫や血管腫のような脈管系奇形, 側頸嚢胞のような鰓性嚢胞, 先天性梨状陥凹瘻, 正中頸嚢胞などの先天性疾患による頸部腫脹や, それらの先天性疾患が感染し頸部腫脹が出現したのを契機に診断に至る例もある. これらの疾患が感染を生じて腫脹を認める場

合は，いったん感染に対する治療を行ったうえで，後日根治的治療とすることが多い．また，嚢胞状リンパ管腫の中には病変が耳下腺内まで占拠している症例があり，そのような例では感染を契機とした増大時に顔面神経麻痺を生じ，慌てて受診するケースがある．急性期は感染に対する治療や顔面神経麻痺に対する薬物療法を行い，辛抱強く経過観察を行うと，腫脹消退後に顔面神経麻痺の改善が期待できる．当科では腫脹時に顔面神経麻痺を認めた症例が2例あるが，いずれも腫脹消退後に顔面神経麻痺の改善を認めた．長くかかった症例では発症後2ヶ月後に顔面神経麻痺の改善をみた．耳下腺内など顔面神経の近傍にあると思われる嚢胞状リンパ管腫の場合には，顔面神経への影響が否定できないため，安易にOK-432による硬化療法を行うことは避け経過観察を行う．当科症例では自然経過でも整容的にほぼ目立たない状態まで縮小している．

他に頸部のしこりを主訴に受診する0歳児では，先天性筋性斜頸の症例によく遭遇する．しこりは胸鎖乳突筋の前縁付近にみられ，超音波検査では胸鎖乳突筋に連続し，斜頸がみられるので診断に至りやすい．保護者は向き癖と思っていることもあるが，先天性筋性斜頸は胸鎖乳突筋の拘縮で，1歳までに自然軽快することが多いが，治癒せず手術となる症例もあるので整形外科へ紹介する．

幼少児では歯ブラシなどの咽頭外傷を契機に深頸部膿瘍を形成することもある．頸部腫脹を呈するまでの過程を十分に問診することや，外傷後に深頸部膿瘍を形成する可能性も念頭において慎重な経過観察を行うことが必要となる．

感染以外の頸部腫脹には，特発性もしくは遺伝性の血管性浮腫による頸部腫脹などがあり，後述する症例2のように急速に高度な喉頭浮腫が出現する場合には気道確保の対応が早急に必要となる．

また，稀ではあるが，悪性リンパ腫や白血病などの悪性疾患によるリンパ節腫脹もある．悪性リンパ腫の場合では硬く腫脹したリンパ節で可動性

はあり，圧痛を伴わないことが多いが，急速な増大時には圧痛があることもある．悪性腫瘍の転移の場合には硬いリンパ節で可動性不良，圧痛は伴わないことが多い．感染に伴う急性炎症に起因したリンパ節腫脹は数日のうち急速に増大し疼痛を伴うことが多いのに対し，悪性疾患によるリンパ節の腫脹は1週〜数ヶ月というように緩徐に増大し疼痛を伴わないことが多い．経過や全身状態の確認，血液検査，画像診断など，小児科医師と連携して診療を進め，疑われる場合には早期にリンパ節生検を行い，迅速な確定診断や早期治療が求められる．他に横紋筋肉腫のような悪性腫瘍による頸部腫脹もあり，小児科医と連携し画像検査で疑われる場合には，確定診断のために早期に腫瘍の生検が必要となる．小児の頸部腫脹における主な鑑別疾患を表2に示す．

頸部リンパ節炎の原因

頸部リンパ節腫脹で最も多いのは頸部リンパ節炎であり，その原因について検討する．千葉県こども病院で2014年1月〜2018年12月までの5年間に頸部リンパ節炎を主訴に入院加療を必要とした29例の内訳を図2に示す．これら29例は，高熱や摂食不良など，全身状態不良や炎症反応高値，精査などで入院が必要となった症例である．年齢は最年少0歳4ヶ月，最年長10歳3ヶ月で，性別は男児19例，女児10例であった．

原因疾患の最多は，29例中14例（48％）の川崎病であった．次に多かったのは細菌感染による頸部リンパ節炎の5例であった．5例中4例はA群溶血性レンサ球菌の感染であった．実際の日常診療では，頸部リンパ節炎症例の多くは入院加療を必要とせず，外来診療で最も多く遭遇する反応性リンパ節炎症例で入院が必要となったのは今回の検討症例においては2例のみであった．反応性リンパ節炎2例の原因疾患は扁桃炎1例，急性耳下腺炎1例であった．他にEBウイルス感染によるものが1例，不特定のウイルス感染に伴う頸部リンパ節炎が1例あった．好中球減少症も1例あり，

表 2. 小児の頸部腫脹における主な鑑別疾患

1．頸部リンパ節腫脹
　1）感染によるもの
　　・反応性リンパ節炎：中耳炎，鼻副鼻腔炎，扁桃炎などの上気道感染に伴うもの，齲歯など歯科口腔領域疾患に伴うものなど
　　・細菌感染：レンサ球菌，ブドウ球菌，猫ひっかき病など
　　・ウイルス感染：EBV，麻疹，風疹，ムンプス，CMV など
　　・その他：トキソプラズマなどの原虫感染，ヒストプラズマなどの真菌感染など
　2）悪性疾患に伴うもの
　　・悪性リンパ腫，白血病，悪性腫瘍のリンパ節転移など
　3）その他：川崎病，IgG4 関連疾患など
2．頸部膿瘍
　顎下間隙などのリンパ節膿瘍，副咽頭間隙膿瘍など
3．先天性疾患
　鰓弓性や脈管奇形など
　正中頸嚢胞，側頸嚢胞，先天性梨状陥凹瘻などの特に感染時，リンパ管腫や血管腫などの脈管系奇形，奇形腫など
4．自己免疫性疾患
　自己免疫性リンパ増殖症候群(ALPS)，好中球減少症，シェーグレン症候群，甲状腺機能亢進症など
5．腫瘍性病変
　神経芽腫，横紋筋肉腫，ランゲルハンス組織球症，甲状腺腫瘍など
6．その他
　ガマ腫(粘液嚢胞)，特発性もしくは遺伝性血管性浮腫，筋性斜頸など

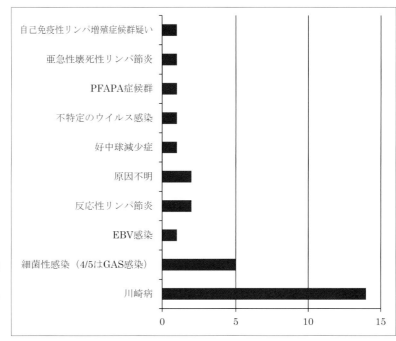

図 2.
頸部リンパ節炎を主訴に入院加療となった 29 例の内訳
(2014 年 1 月～2018 年 12 月，千葉県こども病院)

好中球減少症では易感染性で重症度によっては感染症の重症化もみられるので注意が必要である．他に PFAPA 症候群 1 例，亜急性壊死性リンパ節炎 1 例を認めた．亜急性壊死性リンパ節炎の 1 例は 1 年以内に 4 回，発熱と頸部リンパ節腫脹を反復し難治であり，リンパ節生検にて診断に至った．ALPS が疑われた 1 例は，血球貪食症候群で抗核抗体陽性を認めた症例であった．

　過去の文献では，杉山らの報告[1]で頸部リンパ節炎を認めた小児例47例のうち，川崎病の診断となった症例が 8 例あり，残りの 39 例のうち，膿瘍形成は 6 例で認め，最も多かったのが顎下間隙，その次が上頸部で，6 例中 4 例では切開排膿が施行され膿汁から methicillin-sensitive *Staphylococ-*

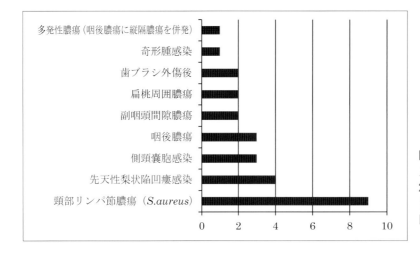

図 3.
入院加療を要した頸部膿瘍症例
27 例の内訳
(2014 年 1 月～2018 年 12 月の 5 年
間．千葉県こども病院)

cus aureus(MSSA)の検出があり，当科症例と類似した傾向がみられた．

頸部膿瘍の原因

2014 年 1 月～2018 年 12 月までの 5 年間に千葉県こども病院に頸部膿瘍で入院加療となった 27 例の内訳を図 3 に示す．年齢は最年少 0 歳 1 ヶ月，最年長 13 歳 0 ヶ月で，性別は男児 15 例，女児 12 例であった．

最多は，27 例中 9 例(33.3%)の頸部リンパ節膿瘍で，膿瘍からの検出菌は全例 MSSA であった．9 例中 8 例は 0 歳台の症例で，1 例のみ 1 歳 9 ヶ月であった．9 例中 5 例は顎下間隙のリンパ節膿瘍で，うち 1 例は両側性であった．9 例中 4 例は耳下腺間隙のリンパ節膿瘍であった．いずれも切開排膿を行い生理食塩水もしくはイソジンの生理食塩水希釈液を用いて洗浄を反復し，膿汁の細菌培養検査で起炎菌，抗菌薬感受性を確認し，適した抗菌薬を選択し，静注療法と排膿洗浄の併用で治癒を認めた．MSSA の第一選択は CEZ もしくはSBT/ABPC となっている．当科症例では抗菌薬感受性検査で SBT/ABPC より CEZ のほうが感受性良好な症例が多く CEZ を使用する症例が多かった．また，当科症例では，主に 0 歳児の膿瘍としては顎下間隙と耳下腺間隙のリンパ節膿瘍が多くみられた．海外からの報告でも，Avani らが 5 歳未満の小児膿瘍症例 510 例を検討した結果[3]で，膿瘍占拠部位として最多であったのは顎下間隙で 59.6% であり，膿瘍部位からの検出菌で最多

だったのは S. aureus 21% と，当科症例と類似した傾向を認めた．Sheetal らも，16 歳未満の小児深頸部感染症例 107 例の検討で，占拠部位は顎下部が 73.9% と最多であり，検出菌は S. aureus が 65% と最多であり，次に Streptococcus pyogenes が 5.8% と多かったことを報告している[4]．

頸部リンパ節膿瘍の次に多く認めたのが先天性梨状陥凹瘻感染による膿瘍 4 例である．続いて側頸嚢胞感染 3 例，咽後膿瘍 3 例，副咽頭間隙膿瘍 2 例，扁桃周囲膿瘍 2 例，歯ブラシ外傷後の 2 例，奇形腫感染 1 例，咽後膿瘍に前縦隔膿瘍および後縦隔膿瘍を合併した多発膿瘍症例 1 例を認めた．

このように小児では，先天性の瘻管や嚢胞性疾患の感染によるものが少なからずあり注意すべきである．当科の側頸嚢胞感染による膿瘍症例 1 例からは膿汁から β-ラクタマーゼ非産生アンピシリン耐性インフルエンザ菌(beta-lactamase-negative ampicillin resistant Haemophilus influenzae；BLNAR)が検出され，また奇形腫感染の 1 例からは基質特異性拡張型 β ラクタマーゼ(extended-spectrum β-lactamase；ESBL)が検出されており，いずれも薬剤耐性菌であり，難治化の要因を認めた．先天性の嚢胞疾患などの症例では，腫脹増大時と腫脹軽減後での CT などの画像検査の比較で典型的な膿瘍症例とは異なる所見や経過から，診断に至る例が多い．いわゆる膿瘍症例の場合には腫脹軽減に伴い膿瘍病変の縮小や消失がみられるが，嚢胞病変が元々ある場合には，嚢胞病変は残存し完全な消失はみられない．先天性梨

状陥凹瘻の感染では，甲状腺内に膿瘍形成を認めることが多いが，瘻管の走行部位によっては甲状腺外の前方もしくは後方に膿瘍形成を認めることがある．

咽後膿瘍の3例中1例は，切開排膿が施行され，A群溶血性レンサ球菌（*Streptococcus pyogenes*（*group A Streptococcus*：GAS））が膿汁から検出された．切開が施行されなかった2例のうち1例は咽頭培養でGASが検出されたが，残りの1例の咽頭培養ではGASの検出はなかった．扁桃周囲膿瘍2例のうち1例は切開排膿が施行され膿汁よりGASが検出された．残りの1例は切開の施行はなく，咽頭培養で*S. aureus*が検出されていた．咽後膿瘍と同時に前縦隔，後縦隔にも膿瘍形成を認めた1例は，0歳11ヶ月の基礎疾患のない女児で，膿汁から検出されたのはMSSAであった．好発年齢については，過去の当科症例における罹患平均年齢は，咽後膿瘍1歳，扁桃周囲膿瘍6歳であった[5]．

副咽頭間隙膿瘍は2例あったが，占拠部位が深部であり穿刺などによる排膿は行っていなかったが，抗菌薬の静注療法で改善を認めた．いずれも咽頭培養でGASが検出され，GASに感受性のある抗菌薬（ABPC 100 mg/kg/day/分3）の静注療法で改善をみた．深頸部膿瘍で重症であるためABPCは高用量で投与している．

低年齢の乳幼児や発達障害などのある小児では，歯ブラシ外傷による膿瘍形成がみられる．刺さった歯ブラシが抜去されている場合，刺入部は閉鎖してみえ明確でないこともあるが，造影CTを撮影すると深部で気腫を形成し膿瘍形成に発展する例があるので要注意である．抗菌薬を投与し，熱型や飲水や摂食など経口摂取の状態，咽頭腫脹や頸部腫脹の程度など，注意深く経過観察を行う必要があり，入院で行うと安全である．

症例提示

症例1：初診時　0歳8ヶ月，男児．両顎下間隙膿瘍（頸部リンパ節膿瘍）

【**主　訴**】　両側顎下部腫脹（図4-a）

【**現病歴**】

○年10月下旬から感冒様症状あり近医小児科を受診し消炎酵素薬を処方された．

○年11月1日から発熱出現し，翌2日に近医小児科再来したところ，両顎下部から耳下部にかけて腫瘤を触知した．

○年11月13日，近医小児科再来したところ両顎下部のリンパ節増大傾向を認め，当院へ紹介となった．血液検査ではWBC 8,200/μl，CRP 8.0 mg/dlと炎症反応は高値であった．造影CTにて両顎下部にリンパ節腫大，膿瘍形成を認めた（図4-b）．

【**入院後経過**】　同日，当院入院となり，黄色ブドウ球菌や嫌気性菌のカバーを考えSBT/ABPC 150 mg/kg/dayで抗菌薬を開始した．

○年11月15日　両顎下部リンパ節の増大，顎下部腫脹増強あり，SBT/ABPC 200 mg/kg/dayに増量して抗菌薬を継続した．

○年11月17日　右頸部腫瘤は徐々に軟化し発赤がみられ，波動を触れるようになり，超音波検査などで膿瘍形成が確認されたため，局所麻酔薬を使用し切開排膿を行った．約4 mlの排膿を認め，切開部位から生理食塩水およびイソジンの生理食塩水希釈液で洗浄を行った．切開部位にドレーンの代わりとして先端にイソジン液を浸した3×7 cmのガーゼを挿入した．膿汁からはMSSAが検出され，抗菌薬の感受性ではMIC　ABPC/SBT≦4，CEZ≦2であったことからCEZ 100 mg/kg/dayに抗菌薬を変更した．抗菌薬静注療法と併行して，切開部より洗浄を3日間反復したところ，徐々に両顎下部腫瘤の縮小を認めた．11月24日にはCRP 0.37 mg/dlと血液検査でも改善傾向を認め，造影CTでも膿瘍消失が確認された．

○年11月25日から抗菌薬はCEX 100 mg/kg/day内服とし，退院となった．以後，外来にて経過観察となり，CEXを7日間内服し，両顎下部腫脹は消失，血液検査で炎症所見を認めないことを確認した．血液検査では，好中球が4〜8%，400〜

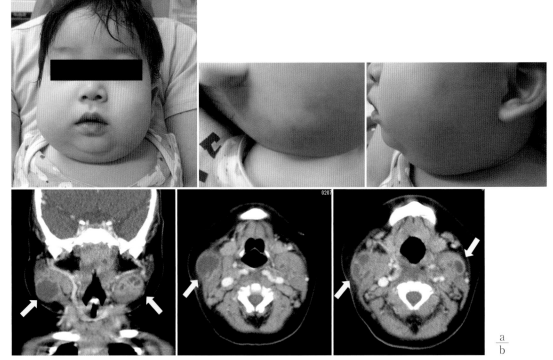

図 4. 症例 1
a：視診. 両顎下部の発赤を伴う腫脹
b：画像所見（造影 CT）. 左右の顎下部の膿瘍形成（複数のリンパ節膿瘍の集簇）

600/µl と低値で推移しており，1,500/µl 未満は好中球減少症であることから診断となった. 好中球減少症の児では易感染性であり注意が必要である. 乳幼児の好中球減少症では抗好中球抗体による自己免疫性好中球減少症が多く感染症も軽度のものを頻回に反復することが多い. 好中球が 500/µl 未満の重度の好中球減少症では重症化することがあり，特に注意が必要となる. 乳児の頸部リンパ節膿瘍では通常一側が多いが，本症例では両側のリンパ節膿瘍であり非典型例であった. 好中球減少症の乳児で精査にて抗好中球抗体を認め，自己免疫性好中球減少症の診断となった. 今後も感染反復の可能性があり，小児科にて ST 合剤の予防的投与が行われ経過観察中である.

症例 2：9 歳 11 ヶ月，男児. 特発性血管性浮腫
【主　訴】　頸部腫脹，嚥下困難
【現病歴】　起床時より嚥下困難，右顎下部腫脹があり近医耳鼻咽喉科を受診した. 近医では喉頭浮腫は認めなかったものの中咽頭に軽度浮腫を認

め，近隣の総合病院耳鼻咽喉科に紹介され，受診した. 同日昼頃，総合病院での診察時には咽頭および喉頭に浮腫を高度に認め，最初のクリニック受診から約 4 時間後に当院へ救急搬送となった. 当院来院時には呼吸困難感はなく SpO$_2$ は 90% 台後半で，発熱も認めず vital sign に異常は認めなかったが，右顎下部腫脹が顕著であった（図 5-a）. 軟性内視鏡にて喉頭浮腫のさらなる増悪を認め（図 5-b），顕著な気道狭窄があり窒息のリスクが高く，緊急入院となった. すぐに気管挿管できる状態とし，造影 CT を施行したが，膿瘍形成は認めず，右顎下腺およびその周囲の頸部腫脹，気道狭窄を認めた（図 5-c）.

【入院後経過】
　第 1 病日：右顎下部，咽喉頭の高度浮腫あり，ICU（集中治療室）に入室し気管挿管を行った. 血液学的検査所見では，WBC 14,200/µl（Seg 92.5%，Lymph 3.0%，Eo 0.2%），CRP 0.64 mg/dl であり，感染の関与も否定できず，広域スペクトラムの抗菌薬（PAPM/BP）およびステロ

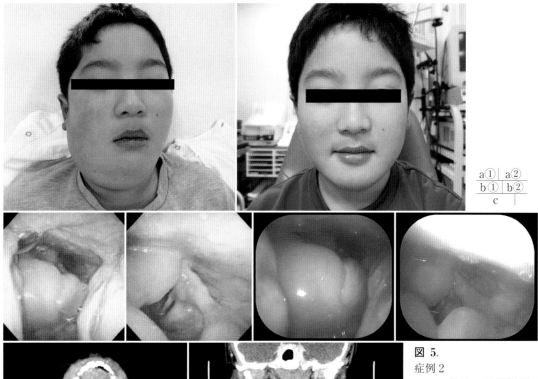

図 5.
症例 2
　a：視診．頸部腫脹時と消退後
　　（① 来院時，② 来院後 14 日目）
　b：喉頭内視鏡所見．喉頭浮腫の
　　短時間での増悪を認める（① 前
　　医所見，② 4 時間後（当院来院
　　時））
　c：画像所見（造影 CT）．右顎下
　　腺の腫脹，右顎下部周囲の腫
　　脹，顕著な気道狭窄を認めた
　　が，膿瘍形成は認めなかった

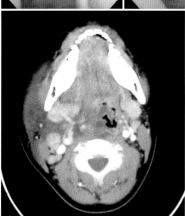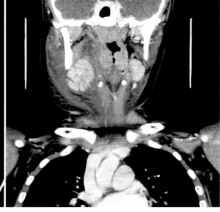

イド（DEX）の投与を開始した．右顎下腺の腫大を
認めたが，血清 Amy 94 IU/*l*，尿中 Amy 470 IU/
l，ムンプス IgM　0.21（−），IgG　2.5（±）であ
り，ムンプスなどによる顎下腺炎は否定的であっ
た．
　第 2 病日：右顎下部だけでなく，左顎下部の腫
脹も出現した．
　第 3 病日：右顎下部腫脹は消退したが，左顎下
部は変わらず腫脹を認めた．
　第 4 病日：左顎下部腫脹も消退し，軟性内視鏡
にて喉頭浮腫も消退傾向を顕著に認めたため，抜
管した．
　第 5 病日：喉頭浮腫は完全に消失しており，両
声帯の可動性も良好であった．

　第 8 病日：抗菌薬，ステロイドの投与を中止し
ても増悪なく，退院となった．
　以後も外来にて経過観察となるも再燃は認めて
いない．
　本症例は浮腫が顕著であったことから，遺伝性
血管性浮腫の可能性も否定できず精査を進めた．
IgE 255 U/m*l* は高値でアレルギーの関与が示唆
されたが，C1INH 活性 103%，C3 128.6 mg/d*l*，
C4 22.1 mg/d*l*，CH50 65.9/m*l* いずれも正常値で
あり，同様のエピソードの反復はなく家族歴も認
めなかったことから，特発性血管性浮腫の診断と
なった．今後同様のエピソードの反復や家族性発
症を認めるようになる場合には遺伝性血管性浮腫
の typeⅢ の診断となる．

まとめ

　小児の頸部腫脹を呈する疾患は様々あるが，頻度が高いものは感染に起因したリンパ節炎であり，中にリンパ節膿瘍に進展するものがあるので注意が必要である．小児では *S. aureus* や *Streptococcus pyogenes* の検出が多く，それを踏まえて抗菌薬を選択する．実際に膿汁から起炎菌を確認できる場合には，その感受性に適した抗菌薬を選択する．頻度は低いが喉頭浮腫などで緊急の気道確保を必要とする症例や，稀ではあるが悪性疾患に起因しており早期に診断，治療の開始が必要なものもあるので，鑑別疾患を周知して診療にあたるのが重要である．

文　献

1）杉山喜一，山野貴史，坂田俊文ほか：当科における小児頸部リンパ節炎の検討．口咽科，**27**(2)：153-156, 2014.
　Summary　2001 年 1 月〜2012 年 9 月に頸部リンパ節炎と初診時に診断された 47 例から川崎病を除いた 39 例で検討を行った．うち 6 例は膿瘍形成を認め，切開排膿を行ったものでは MSSA が検出された．膿瘍のサイズが 22 mm 以上のもので切開排膿を要した．膿瘍サイズを考慮し適切な抗菌薬治療を施行したものでは切開排膿なく治癒を認めた．

2）Rosenberg TL, Nolder AR：Pediatric Cervical Lymphadnopathy. Otolaryngol Clin N Am, **47**：721-731, 2014.
　Summary　小児の頸部リンパ節腫脹における鑑別診断は非常に広範であるが，最も多いのは感染によるものである（本文では各鑑別診断についての記述もある）．十分な問診や様々な検査は的確な診断のために基本的なことであり，さらなる精査として超音波検査や画像検査が必要となる．悪性を疑う場合には FNA や生検が必要となる．

3）Jain A, Singh I, Meher R, et al：Deep neck space abcesses in children below 5 years of age and their complications. Int J Pediatr Otorhinolaryngol, **109**：40-43, 2018.
　Summary　5 歳未満の小児頸部膿瘍症例 510 例の検討を行った．約 6 割は顎下間隙の膿瘍であり，最も多い検出菌は MSSA であった．合併症は気道閉塞が 8.2％ と最多であり，気管挿管や気管切開の対応がとられていた．

4）Mungul S, Maharaj S：Microbiology of pediatric deep neck space infection. Int J Pediatr Otorhinolaryngol, **123**：116-122, 2019.
　Summary　16 歳未満の小児深頸部膿瘍症例 107 例中，罹患部位は顎下間隙が最多で 73.9％，全例穿刺もしくは切開による排膿を行い検出菌で最も多かったのは *S. aureus* 65％ であった．好気性菌に比べ，嫌気性菌や MRSA，結核菌の罹患は少なく，penicillin/ampicillin に 76％ は耐性を示し，cloxacillin に 67％ は感受性を認めた．

5）有本友季子：深頸部膿瘍　小児における留意点．口咽科，**26**(1)：7-11, 2013.

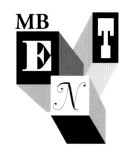

MB ENT, 242：65-69, 2020

◆特集・小児のみみ・はな・のど救急対応─治療と投薬─

小児の異物

菊地　茂*

Abstract　小児の異物摘出時には患児があばれて体や頭の保持が難しい場合が多いため，異物摘出の際に予期せぬ合併症や副損傷をきたすことがあることを保護者に十分に説明しておくことが重要である．外来で容易に摘出できる場合もあるが，患児の協力が得られず保持が困難な場合，異物が深部に嵌頓して摘出が困難な場合，処置が困難で痛みが強い場合，気道異物になる恐れがある場合，異物摘出に際して副損傷が予想される場合には，躊躇することなく全身麻酔下にて摘出することが重要である．小児の異物は保護者が十分に注意することにより，その多くは予防可能であり，保護者への啓発も重要である．

Key words　小児異物(pediatric foreign body)，外耳道(external auditory canal)，鼻腔(nasal cavity)，咽頭(pharynx)，喉頭(larynx)

はじめに

耳鼻咽喉科領域の異物はどの年齢層にも生じうるが，生後半年頃の乳児期から物をつかんで口にするようになる頃から，いたずら盛りの小学校低学年にかけての小児で異物の頻度が高くなる[1]．乳幼児は自ら異物の存在を訴えることは通常ないので，周囲のおとなが異物の存在に気付かないとそのまま放置されることも少なくない．また，小児本人から病歴を聴取することが難しいため，保護者などから十分な問診を行うことが大切である．異物が疑われた場合，保護者に異物となったものと同じものがあれば持参させ，また異物が折れたり欠けたりした場合は残った部分を持参してもらう．

小児の異物の摘出に際しては患児があばれて体や頭の保持が難しい場合が多く，異物摘出時に予期せぬ副損傷や合併症をきたすことがあることを保護者に十分に説明すべきである．患児の協力が得られず保持が困難な場合，異物が深部に嵌頓し

て外来での摘出が困難な場合，処置が困難で痛みが強い場合，気道異物になる恐れがある場合，異物摘出に際して副損傷が予想される場合には，無理に外来で摘出しようとはせずに，全身麻酔下に摘出することが重要である．

本稿では耳鼻咽喉科領域の小児異物の中で外耳道異物，鼻腔異物，咽頭異物，喉頭異物について述べることとする．

外耳道異物

小児と成人とでは外耳道異物の種類が大きく異なる．成人では自分の毛髪，綿棒の綿の繊維，ガ，ゴキブリ，カナブンなどの昆虫，補聴器のイヤーモールド作成時の印象材などが多い．小児でも昆虫の迷入による外耳道異物もあるが，BB弾やビーズなどの玩具や，紙，消しゴム，小石などを自分で故意に外耳道に挿入して異物となる場合が多い[2]．

乳幼児では成人のように難聴や耳閉感を訴えることはないが，外耳道炎併発時や昆虫の迷入時に

＊Kikuchi Shigeru，〒350-8550　埼玉県川越市鴨田1981　埼玉医科大学総合医療センター耳鼻咽喉科，教授

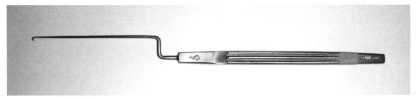

図 1.
異物鈎（永島医科器械製）
（文献 2 より引用）

は耳痛を訴えることがある.

　外耳道異物の診断は耳鏡検査，顕微鏡下の観察で容易であるが，異物の種類，存在部位，外耳道の状態，鼓膜穿孔の有無などを詳細に観察することが重要である．長期間異物が存在していた場合には周囲に肉芽が充満していることもある．耳鏡検査時にどのような材質の異物が外耳道のどの部位に介在するかをよく確かめ，異物と外耳道との間に間隙があるかどうかを確認し，後に摘出する時にどの部位からアプローチすべきかという点も考慮しておく[3]．

　鼓膜穿孔がみられる場合，中耳に異物が進展していることが懸念させる場合には CT で鼓室内と耳小骨の状態を確認しておく.

　小児の外耳道異物を摘出する際には頭部と体とを保持し，耳鏡，顕微鏡，内視鏡を用いて鉗子，異物鈎（図1），吸引などで摘出する．BB 弾やビーズなどの小さな玩具や小石などの小異物は鉗子や耳洗で摘出する．異物鈎を用いる場合，外耳道壁と異物との間のわずかな隙間に異物鈎を挿入し，先端を回転させて異物に引っ掛け，外耳道壁を損傷しないように取り出す．その時に鈎の尖端部が外耳道に当たらないようにする必要がある．鉗子で摘出しにくい場合には 12 Fr ほどのネラトンカテーテルの先端に合成樹脂接着剤を付けたものを異物に付着させ 2〜3 分して固まったのちに摘出する方法もある[4]．粘土，綿，紙などは鉗子で除去してもよいし，耳洗によって摘出してもよい．ただし，乾燥した豆類（大豆，小豆など）が水を吸うと外耳道内で膨化して取れなくなることがあるので耳洗は禁忌である.

　ボタン電池による外耳道異物は組織傷害性が強いため，できるだけ速やかに摘出する．時にその強い組織傷害によって顔面神経麻痺を生じることもある．鉗子や異物鈎を用いて摘出し，摘出後は蒸留水で洗浄する．また，ボタン電池による外耳

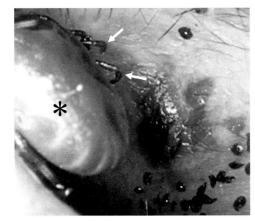

図 2．ダニによる外耳道異物
外耳道内で吸血して膨張したダニ（＊）と
その脚（→）

（文献 2 より引用）

道異物では鼓膜損傷の危険性が高く，摘出後も火傷による瘢痕を残すことがあるので注意深く経過観察する[5]．

　昆虫による外耳道異物は外耳道径が大きくなる学童期以上で多くなる．外耳道径よりも大きな生物は外耳道に入ることはできず，また外耳道径よりも小さな生物は外耳道に迷入しても旋回して出てくるが，外耳道の大きさとほぼ同じサイズの生物が異物となりやすい[2]．虫が生きている場合には表面麻酔薬である 8% リドカインを噴霧し殺虫してから摘出すると良い．ただし，鼓膜に穿孔があると内耳への刺激により，激しい回転性めまい，嘔気を生じることがあるため，鼓膜穿孔例では禁忌である．なお，家庭では人体に対して毒性のないオリーブ油またはサラダ油を外耳道に注入して殺虫する方法もある[2]．摘出に用いる器具は，麦粒鉗子や耳垢鉗子が適しているが，細い吸引管を用いて吸引除去する方法もある．異物摘出後虫の羽，脚，鱗粉など外耳道に残留している場合には，体温と同温に温めた生理食塩水を用いて外耳道を洗浄する．マダニによる外耳道異物（図2）の場合，虫体摘出時に口器が外耳道皮膚に残りやす

いことや，日本紅斑熱，ライム病，野兎病などの感染症を媒介すること，さらに重症熱性血小板減少症を引き起こすことがあるため[6]，こうした点にも注意を要する．

安静の保持が困難でこれまで述べた方法での摘出が困難な場合には全身麻酔下に摘出する．

鼻腔異物

鼻腔異物は2歳から小学校低学年の小児が大部分で3〜4歳に多い[5]．大きな鼻腔異物では鼻閉や鼻漏といった症状が出現する．綿，紙，豆類，ガーゼなどの有機物による異物は鼻腔内で膨化し，感染により悪臭をきたすため，異物が存在する側の一側性膿性鼻漏が特徴的な症状となる．しかし，プラスチック製のものなど小さな無機質の異物では気づかないで経過することも多い．

通常，鼻腔異物は鼻腔前部に存在することが多いので鼻鏡による観察で診断可能であるが，外傷による異物ではCT検査を行い，深部に異物がないか，さらには頭蓋底付近まで達している場合には髄液漏がないかを確認する必要がある．

鼻腔異物は鼻入口部に存在することが多く，頭部と体を保持して異物鉗子，耳垢鉗子，外耳道異物鈎などを用いて，鼻腔粘膜を損傷しないように注意深く摘出する．鼻腔深部に異物が存在する場合には内視鏡で観察して，細めのバルーンを異物の奥まで慎重に挿入し，異物の奥でバルーンを膨らませ，慎重に引き抜く方法もある[1]．

ボタン型電池は組織傷害性が強いため，24時間以内に半数で鼻中隔穿孔を生じるとされているので[5]，速やかに異物を除去したのちに蒸留水で十分に洗浄し，鼻腔粘膜のびらん，壊死の有無やその範囲を確認する．摘出後一定期間を経てから癒着や鼻中隔穿孔をきたすことがあるので注意深く経過をみる必要がある．

なお，患児の協力が得られず安静の保持が著しく困難な場合や，気道異物や多量の鼻出血などの合併症の危険性がある場合には無理をせずに全身麻酔下に摘出する．

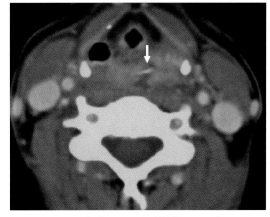

図3．魚骨による咽頭異物のCT像
咽頭後壁粘膜下に鯛の骨が存在（→）

咽頭異物

咽頭異物の介在部位としては口蓋扁桃に最も多く，次いで舌根部に多い．異物の種類で多いのが魚骨で，15 mm以下の小さな魚骨（ウナギ，アジなど）は口蓋扁桃に多く，25 mm以上の大きな魚骨（サケ，ブリ，タイなど）は舌根部に多いとされている[5]．

年長児では咽頭異物の症状として咽頭痛や咽頭の違和感を訴えるが，乳幼児では流涎，嚥下困難，嘔吐などの症状がみられる[5]．意思疎通困難な乳幼児では保護者への問診が重要である．

中咽頭の異物は通常直視下に観察することが可能であるが，異物を直視できない上咽頭や下咽頭の異物に対しては内視鏡を用いて観察する．通常魚骨異物はその一部が咽頭粘膜外に顔を出していることが多いが，組織中に完全に埋没している時にはCTによる確認が有用である（図3）[7]．歯ブラシや箸をくわえたまま転倒し軟口蓋に刺さってしまった場合，異物の先端が深部に刺入している可能性がある場合にもCTなどの画像診断が必要である（図4）．さらに咽頭に強い鈍的外傷が加わったときには時には，内頚動脈の内膜損傷による血栓形成や血管壁の乖離などによって内頚動脈閉塞症が生じ，脳梗塞に至ることがあるので注意を要する[8]．こうした病態が懸念される場合には頭蓋内を含めた画像診断が必要となる．

口蓋扁桃の魚骨異物は直視下に鉗子や鑷子で摘出し，舌扁桃や扁桃下極など直視が困難な部位の

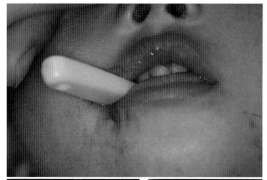

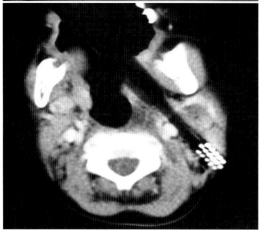

図 4. 歯ブラシによる咽頭異物症例 $\frac{a}{b}$
a：初診時所見
b：CT 所見
歯ブラシが左内頸静脈に接しながら頸部皮下に
まで達している

（文献 8 より引用）

異物や，開口状態を保持できない小児の咽頭異物は鉗子チャンネル付き内視鏡で摘出する．咽頭異物でも通常の手技で摘出困難な場合，患児の保持が困難な場合，反射が著しく強い場合，刺入部周囲の損傷や異物残存の危険性が残る場合には全身麻酔下の摘出を考慮する．いずれの場合でも咽頭異物摘出後は異物の取り残しや重複異物がないか確認し，出血，感染，咽喉頭浮腫をきたす可能性を判断し，適切な術後対策を講じておく．

餅，肉塊，こんにゃくゼリーなどは嘔吐反射が発達していない生後 6 ヶ月以下の乳児では喉頭入口部を閉塞して窒息する危険性がある．窒息時の救命処置としては気管切開，輪状甲状間膜穿刺・切開が施行されるが，仮に救命ができても意識障害が残存したり，術後の声門下狭窄などの合併症が乳幼児では多いので[5]，こうしたものを口にし

ないように日頃から注意するように保護者に啓発しなければならない．

喉頭異物

喉頭異物は咽頭異物と比較すると頻度は低いが小児に多く，喉頭の中でも声門下部に介在することが多いとされている[9]．異物の種類としてはプラスチック片，薄板状物，針状物が多いとされている[10]．喉頭異物の症状は突然の咳き込み，吸気性喘鳴や吸気性呼吸困難といった気道閉塞症状が特徴的であるが，気道閉塞症状がいったん落ち着けばそれほど重篤な症状を呈しないこともある[10]．また，異物が声門に介在すれば嗄声が出現し，声門下部に介在すれば喘鳴などの症状を呈しやすい．こうした症状は仮性クループにも似ており，異物誤飲のエピソードがはっきりしないことがあり，クループ症候群や気管支喘息などと間違えられやすい[11]．喉頭異物は内視鏡による診断が主体となるが，比較的多い声門下部の異物は内視鏡でも確認しづらいことがあり，長期に喉頭に異物が存続し続けると喉頭粘膜の浮腫や肉芽形成を生じ，異物の確認が困難になることもある．

喉頭異物は一般的には全身麻酔下で摘出するが，当然挿管による麻酔はできないので，マスク換気下にマッキントッシュ喉頭鏡にて喉頭展開して鉗子を用いて明視下に慎重に摘出するか，またはラリンジアルマスクを使用して軟性内視鏡下に摘出する[11]．いずれにしても換気が不十分になったり，異物が気管以下に落下してしまうリスクがあるため，硬性気管支鏡の準備や麻酔科医との緊密な連携が必要となる[11]．さらに，喉頭異物による呼吸困難がある場合，異物摘出後の喉頭浮腫が予見される場合，内視鏡や硬性鏡で手技的に摘出困難な場合には気管切開を考慮する場合もある[11]．

おわりに

一般に保護者は，異物は簡単に取れると考えていることが多いが，異物の摘出は決して容易なことではないこと，摘出に際して予期せぬ副損傷や

合併症をきたすことがあることを予め保護者に十分に説明すべきである．反面，小児の異物は保護者が十分に注意することにより，その多くは予防可能であり，保護者への啓発も重要である．異物摘出時に患児があばれて体や頭の保持が難しい場合や，異物が深部に嵌頓して外来での摘出が困難な場合，異物摘出に際して副損傷が予想される場合には，躊躇せずに全身麻酔下に摘出することが望ましい．

文 献

1) 竹内頌子，大久保淳一，高橋　梓ほか：異物．耳喉頭頸，89(2)：146-149, 2017.
2) 菊地　茂，田原　篤，馬塲有加：外耳道に昆虫が入り込んで耳痛を訴えるときは，どうやって除去すればよいですか．小児内科，43：938-939, 2011.
3) 菊地　茂，田中　是，田原　篤：耳介血腫・外耳道異物の処置．外科治療，101：390-393, 2009.
4) 平原政太郎：接着剤を利用した外耳道異物摘出例．耳展，20：101-102, 1977.
5) 松谷幸子：異物の取り方(外耳道・鼻腔・咽頭)．日本小児耳鼻咽喉科学会(編)：445-450, 小児耳鼻咽喉科(第2版)．金原出版，2017.

Summary　小児の異物は無理をすると思わぬ合併症をきたすことがあるため，患児の協力が得られない場合，処置が困難で痛みが強い，気道異物になる恐れがある．除去に際して副損傷が懸念される場合には全身麻酔での摘出が望ましい．

6) 萩森伸一：外耳道・中耳異物．耳喉頭頸，88：542-550, 2016.
7) 杉本裕彦，大木雅文，菊地　茂ほか：魚骨異物により咽喉頭浮腫をきたした3症例．JOHNS, 31(1)：131-134, 2015.
8) 田中　是，大野俊哉，大畑　敦ほか：摘出に苦慮した歯ブラシによる咽頭異物症例．JOHNS, 24(6)：969-972, 2008.

Summary　歯ブラシによる咽頭異物で頸部に深く刺入している場合には大血管の損傷や内頸動脈閉塞症などの重篤な合併症に注意する必要がある．

9) 守本倫子，川城信子，土橋信明：小児喉頭異物の3症例．日気食会報，54：208-213, 2003.

Summary　小児の喘鳴，嗄声，咳嗽では異物の可能性を念頭におき，喉頭内視鏡と画像診断による異物の検索が必要である．

10) 平林秀樹：研修ノート　気道異物の診断と治療．耳鼻臨床，101：244-245, 2008.
11) 桜井一生：喉頭・気管・気管支異物．耳喉頭頸，88：568-575, 2016.

FAX による注文・住所変更届け

改定：2015 年 1 月

　毎度ご購読いただきましてありがとうございます．

　読者の皆様方に小社の本をより確実にお届けさせていただくために，FAX でのご注文・住所変更届けを受けつけております．この機会に是非ご利用ください．

◎ご利用方法

　FAX 専用注文書・住所変更届けは，そのまま切り離して FAX 用紙としてご利用ください．また，注文の場合手続き終了後，ご購入商品と郵便振替用紙を同封してお送りいたします．**代金が 5,000 円をこえる場合，代金引換便とさせて頂きます．**その他，申し込み・変更届けの方法は電話，郵便はがきも同様です．

◎代金引換について

　本の代金が 5,000 円をこえる場合，代金引換とさせて頂きます．配達員が商品をお届けした際に，現金またはクレジットカード・デビットカードにて代金を配達員にお支払い下さい(本の代金＋消費税＋送料)．(※年間定期購読と同時に 5,000 円をこえるご注文を頂いた場合は代金引換とはなりません．郵便振替用紙を同封して発送いたします．代金後払いという形になります．送料は定期購読を含むご注文の場合は頂きません)

◎年間定期購読のお申し込みについて

　年間定期購読は，1 年分を前金で頂いておりますため，代金引換とはなりません．郵便振替用紙を本と同封または別送いたします．送料無料，また何月号からでもお申込み頂けます．

　毎年末，次年度定期購読のご案内をお送りいたしますので，定期購読更新のお手間が非常に少なく済みます．

◎住所変更届けについて

　年間購読をお申し込みされております方は，その期間中お届け先が変更します際，必ずご連絡下さいますようよろしくお願い致します．

◎取消，変更について

　取消，変更につきましては，お早めに FAX，お電話でお知らせ下さい．

　返品は，原則として受けつけておりませんが，返品の場合の郵送料はお客様負担とさせていただきます．その際は必ず小社へご連絡ください．

◎ご送本について

　ご送本につきましては，ご注文がありましてから約 1 週間前後とみていただきたいと思います．お急ぎの方は，ご注文の際にその旨をご記入ください．至急送らせていただきます．2～3 日でお手元に届くように手配いたします．

◎個人情報の利用目的

　お客様から収集させていただいた個人情報，ご注文情報は本サービスを提供する目的(本の発送，ご注文内容の確認，問い合わせに対しての回答等)以外には利用することはございません．

　その他，ご不明な点は小社までご連絡ください．

株式会社 全日本病院出版会

〒113-0033 東京都文京区本郷 3-16-4-7 F
電話 03(5689)5989　FAX03(5689)8030　郵便振替口座 00160-9-58753

年　　月　　日

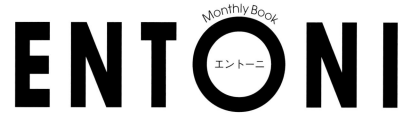

FAX 専用注文書

「Monthly Book ENTONI」誌のご注文の際は，このFAX専用注文書もご利用頂けます．また電話でのお申し込みも受け付けております．
毎月確実に入手したい方には年間購読申し込みをお勧めいたします．また各号1冊からの注文もできますので，お気軽にお問い合わせください．

バックナンバー合計
5,000円以上のご注文
は代金引換発送

―お問い合わせ先―
㈱全日本病院出版会　営業部
電話 03(5689)5989　　FAX 03(5689)8030

□年間定期購読申し込み　**No.**　　から

□バックナンバー申し込み

No.	-	冊	No.	-	冊	No.	-	冊	No.	-	冊
No.	-	冊	No.	-	冊	No.	-	冊	No.	-	冊
No.	-	冊	No.	-	冊	No.	-	冊	No.	-	冊
No.	-	冊	No.	-	冊	No.	-	冊	No.	-	冊

□他誌ご注文

	冊		冊

お名前	フリガナ　　　　　　　　　　　　　　　　　㊞	診療科

ご送付先	〒　　-　　　　　　　　　　　　　　　　　　□自宅　　□お勤め先

電話番号	□自宅　□お勤め先

FAX 03-5689-8030 全日本病院出版会行

年　月　日

住　所　変　更　届　け

お 名 前	フリガナ		
お客様番号		毎回お送りしています封筒のお名前の右上に印字されております8ケタの番号をご記入下さい。	
新お届け先	〒　　　　都道府県		
新電話番号	（　　　　）		
変更日付	年　月　日より	月号より	
旧お届け先	〒		

※ 年間購読を注文されております雑誌・書籍名に✓を付けて下さい。
- ☐ Monthly Book Orthopaedics （月刊誌）
- ☐ Monthly Book Derma. （月刊誌）
- ☐ 整形外科最小侵襲手術ジャーナル （季刊誌）
- ☐ Monthly Book Medical Rehabilitation （月刊誌）
- ☐ Monthly Book ENTONI （月刊誌）
- ☐ PEPARS （月刊誌）
- ☐ Monthly Book OCULISTA （月刊誌）

Monthly Book ENTONI バックナンバー

通常号⇒2,500 円＋税
※No.198 以前発行のバックナンバー，各目次等
　の詳しい内容は HP（www.zenniti.com）をご
　覧下さい．

次号予告 ━━━━━━━━━━━━━━━━━━

耳鼻咽喉科医に必要な スポーツ診療の知識

No. 243 （2020 年 4 月号）

編集企画／和歌山県立医科大学講師　　大谷真喜子

運動療法	渡部　厚一
ストレッチ	成田　崇矢
ドーピングコントロール	藤森里香子
障がい者スポーツ	志賀　英明
運動誘発性疾患	大谷真喜子ほか
バランス	岡田　智幸
スポーツと難聴	熊川　孝三
スポーツ外傷	福田裕次郎
スクーバダイビング	北島　尚治
登山	井出　里香

編集顧問：	本庄　　巌	京都大学名誉教授
編集主幹：	市川 銀一郎	順天堂大学名誉教授
	小林　俊光	仙塩利府病院 耳科手術センター長
	曾根 三千彦	名古屋大学教授

No. 242　編集企画：
鈴木　光也　東邦大学医療センター佐倉病院教授

Monthly Book ENTONI　No. 242

2020 年 3 月 15 日発行（毎月 1 回 15 日発行）

定価は表紙に表示してあります.

Printed in Japan

© ZEN・NIHONBYOIN・SHUPPANKAI, 2020

発行者　　末　定　広　光
発行所　　株式会社　全日本病院出版会
〒 113-0033 東京都文京区本郷 3 丁目 16 番 4 号 7 階
　　　電話 （03） 5689-5989　Fax （03） 5689-8030
　　　郵便振替口座 00160-9-58753

印刷・製本　三報社印刷株式会社　　電話 （03） 3637-0005
広告取扱店　㈱日本医学広告社　　電話 （03） 5226-2791